U0746533

国医启蒙

薪火相传

为弟子谭波"国医启蒙"再版题

甲辰年初春
金世元

▲国医大师金世元为《国医启蒙》改版题词

培根育苗

为国医启蒙馆题 辛丑年谭悦新

▲谭悦新中将为国医启蒙馆题词

1

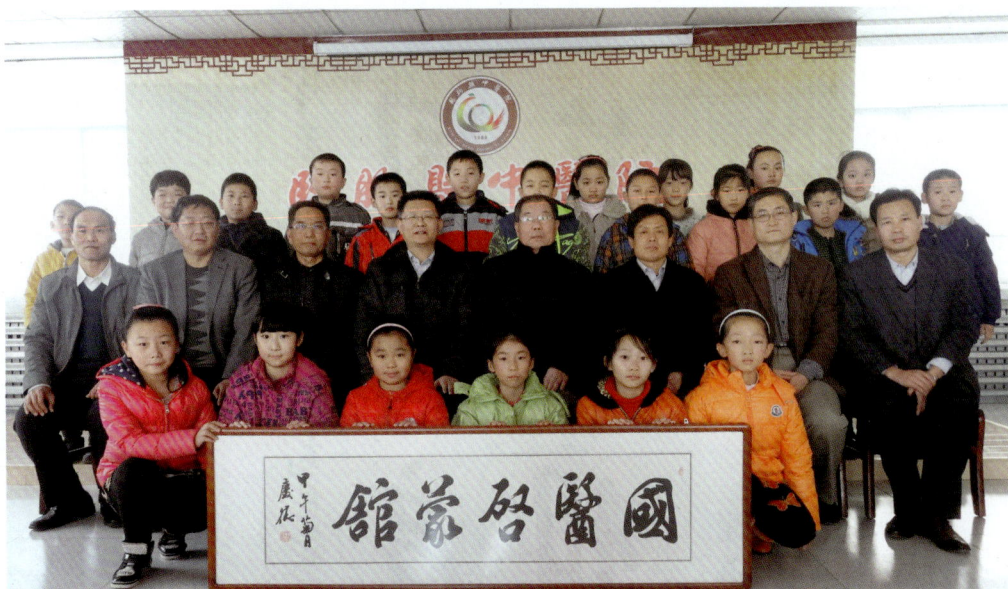

▲ 2014 年 12 月 13 日临朐县中医院国医启蒙馆第一期开班师生合影。
山东省名老中医药专家、山东省十大名医、山东省中医药大学尹常健教授
担任名誉馆长，临朐县原县委书记、潍坊市政协副主席王庆德题写馆名

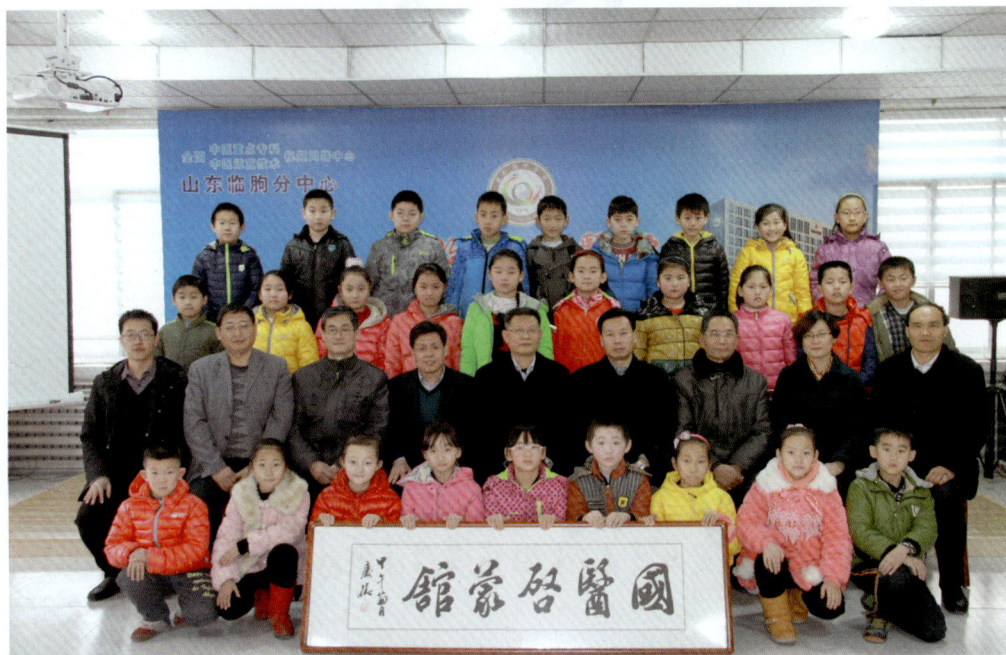

▲ 2016 年 1 月 17 日临朐县中医院国医启蒙馆第二期开班师生合影

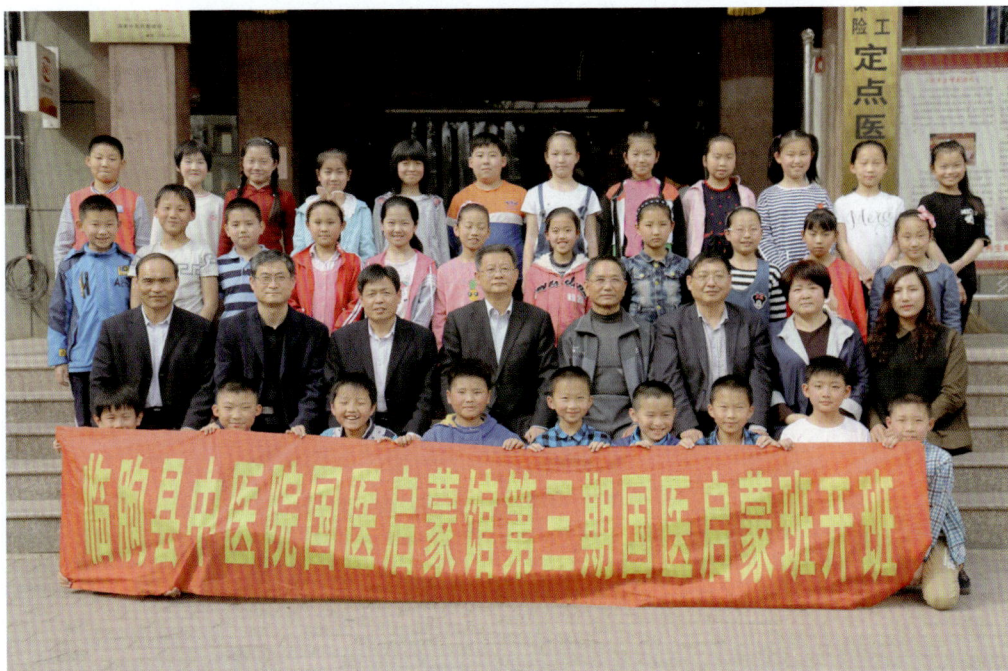

▲ 2017 年 4 月 15 日临朐县中医院国医启蒙馆第三期开班师生合影

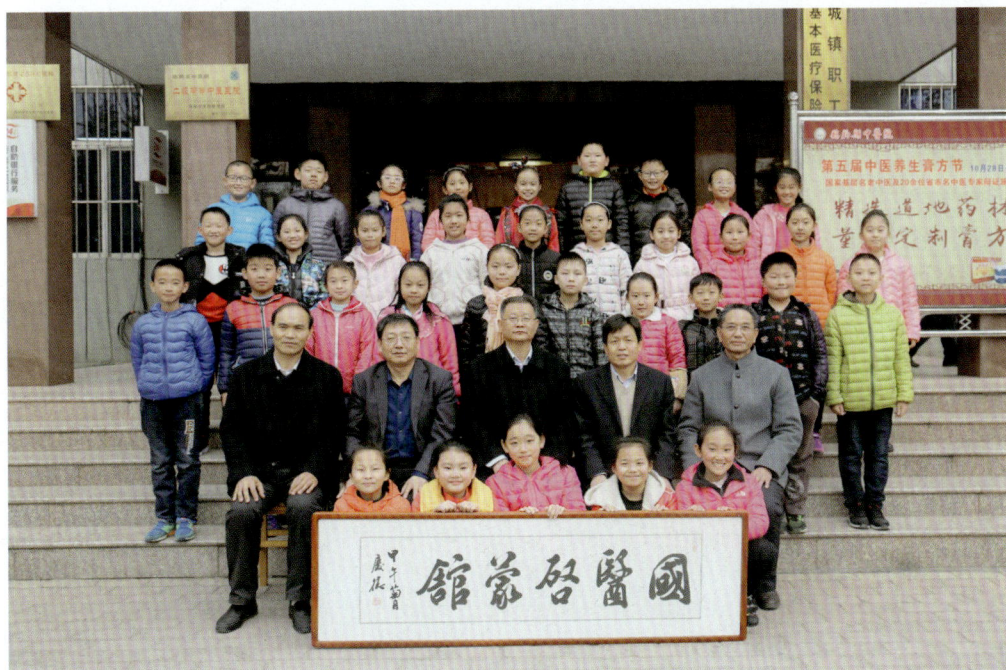

▲ 2017 年 12 月 3 日临朐县中医院国医启蒙馆第四期开班师生合影

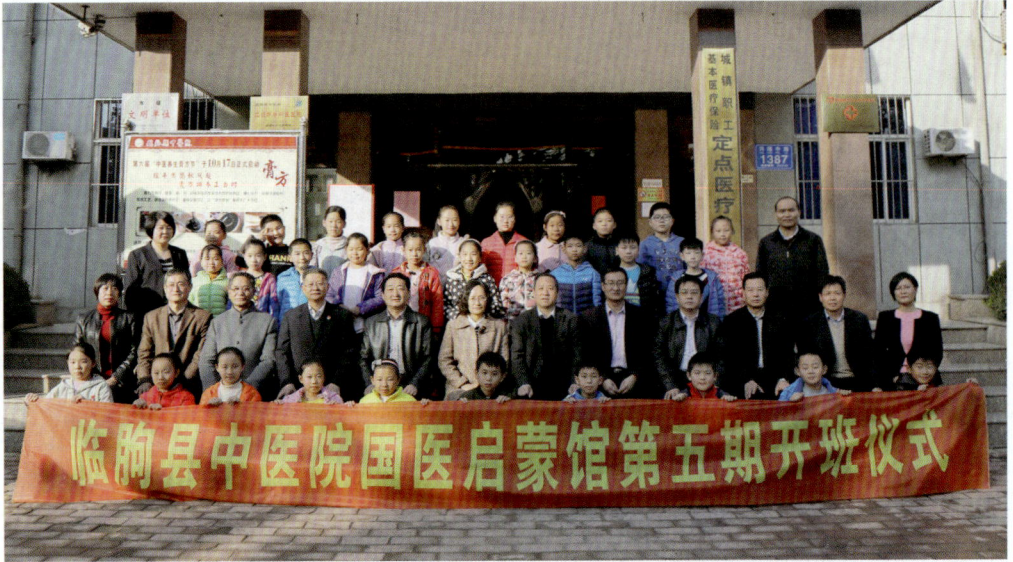

▲ 2018 年 11 月 10 日临朐县中医院国医启蒙馆第五期开班师生合影

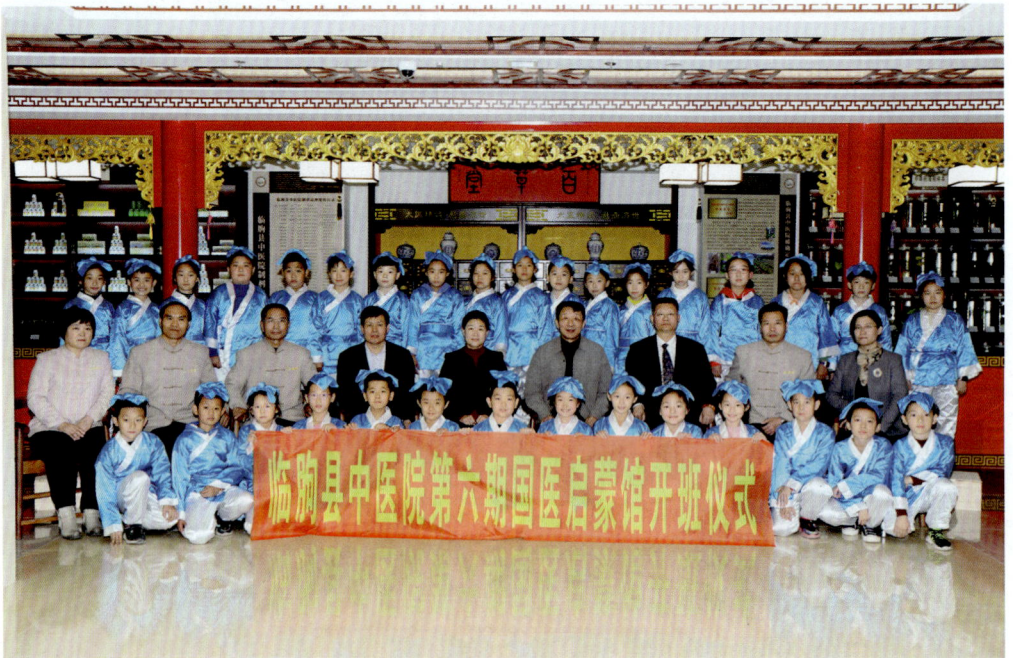

▲ 2019 年 10 月 28 日临朐县中医院国医启蒙馆第六期开班师生合影

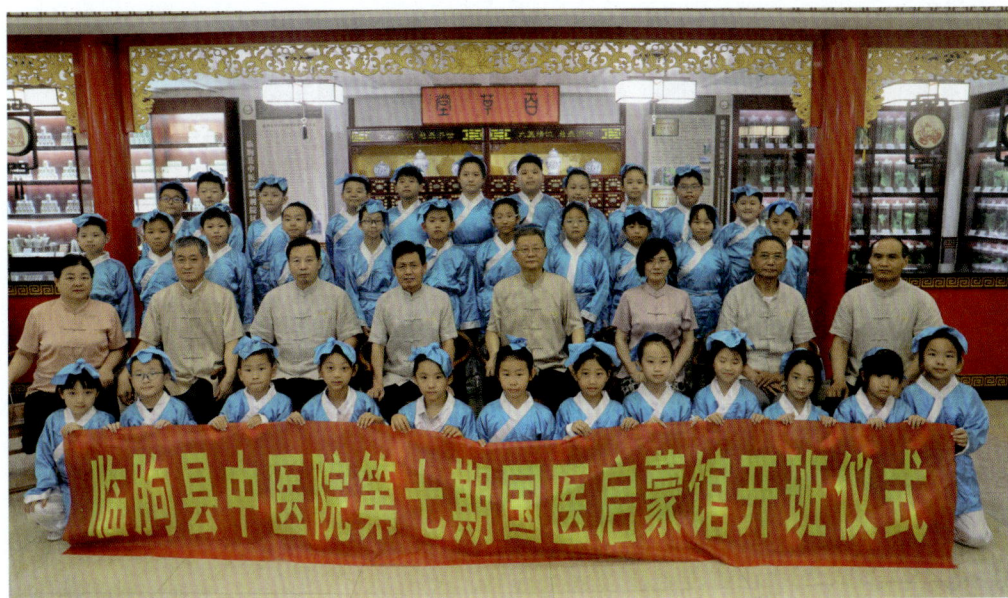

▲ 2023 年 7 月 1 日临朐县中医院国医启蒙馆第七期开班师生合影

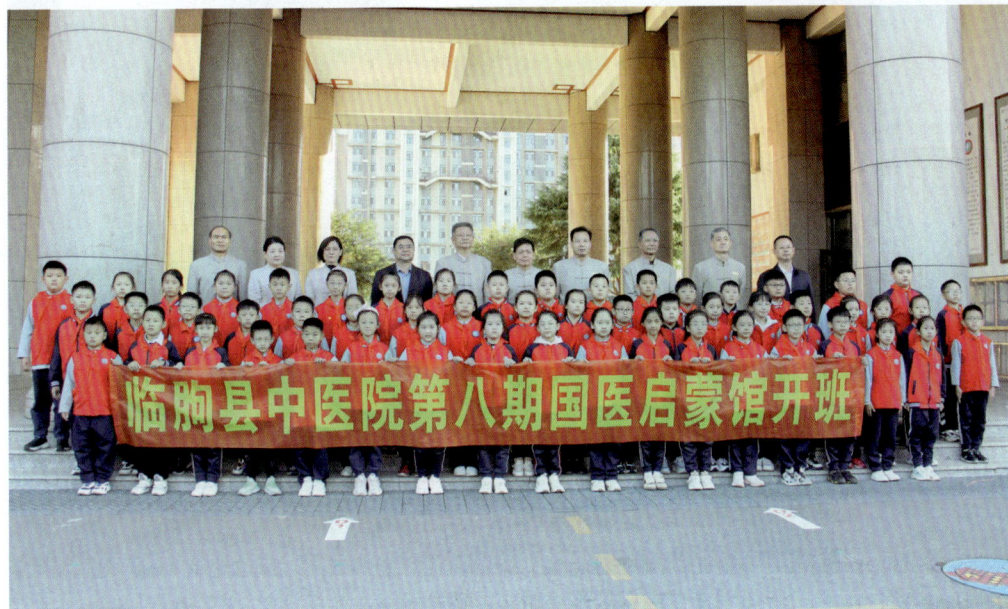

▲ 2023 年 10 月 21 日临朐县中医院国医启蒙馆第八期开班师生合影

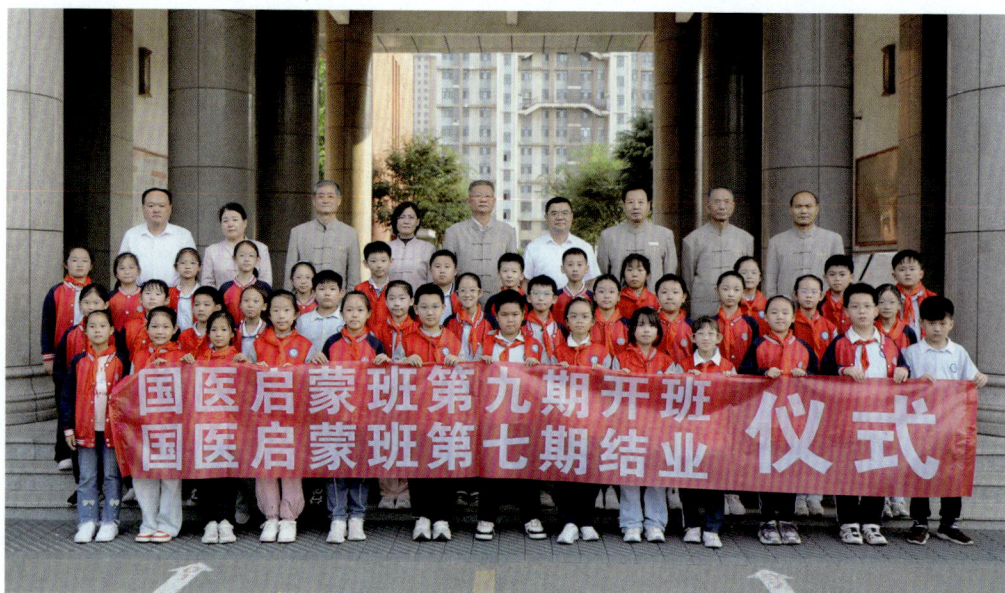

▲ 2024 年 9 月 27 日临朐县中医院国医启蒙馆第九期开班

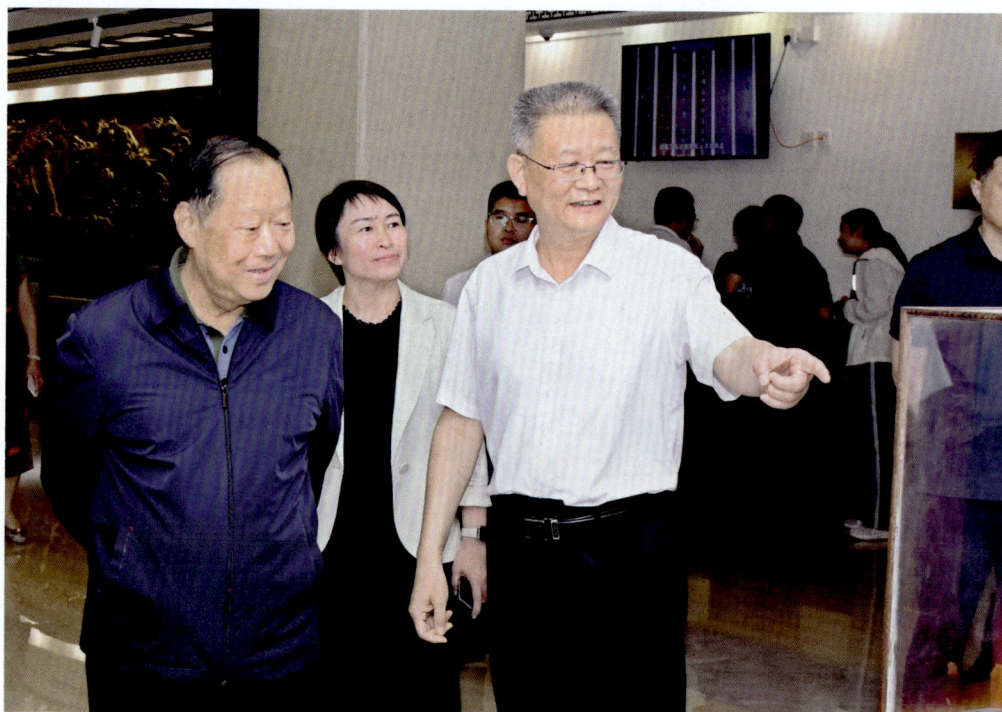

▲ 2024 年 5 月 31 日第十二届全国政协副主席、农工党中央原常务副主席刘晓峰
视察国医启蒙馆

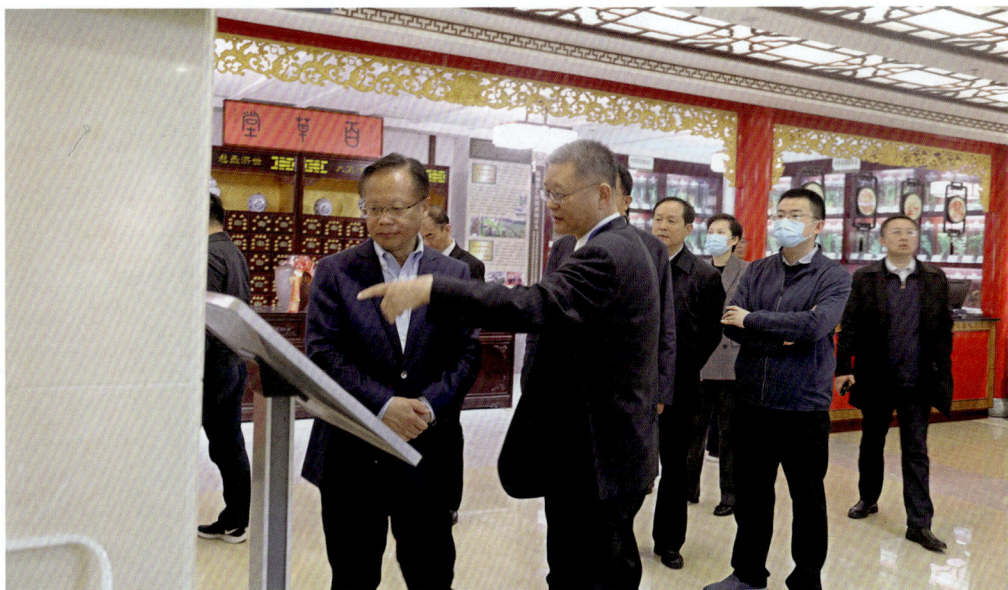

▲国家中医药管理局原副局长秦怀金到临朐县中医院参观指导

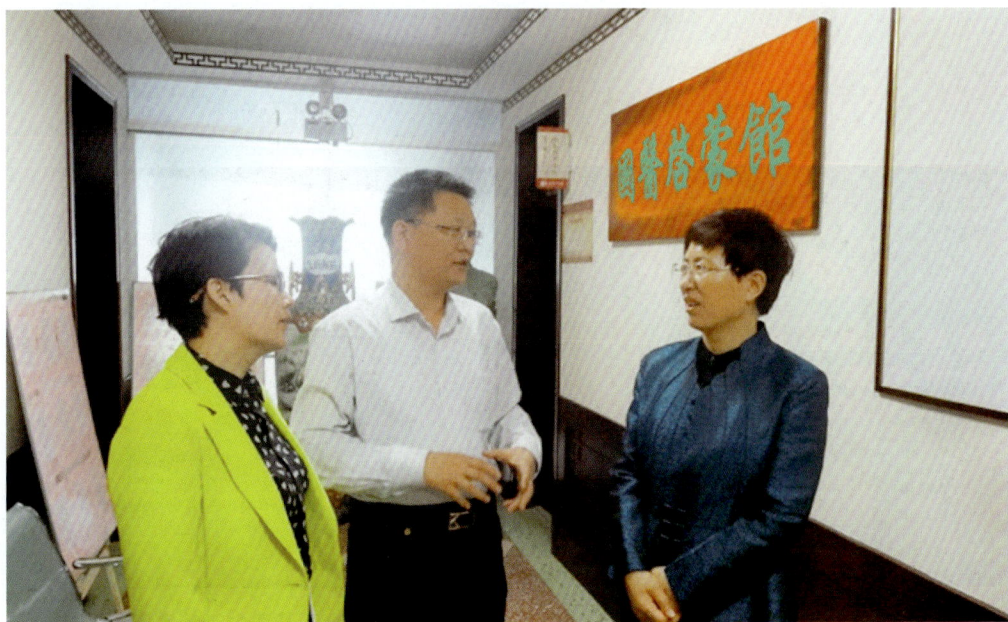

▲ 2015 年 4 月 27 日时任山东省副省长王随莲视察国医启蒙馆

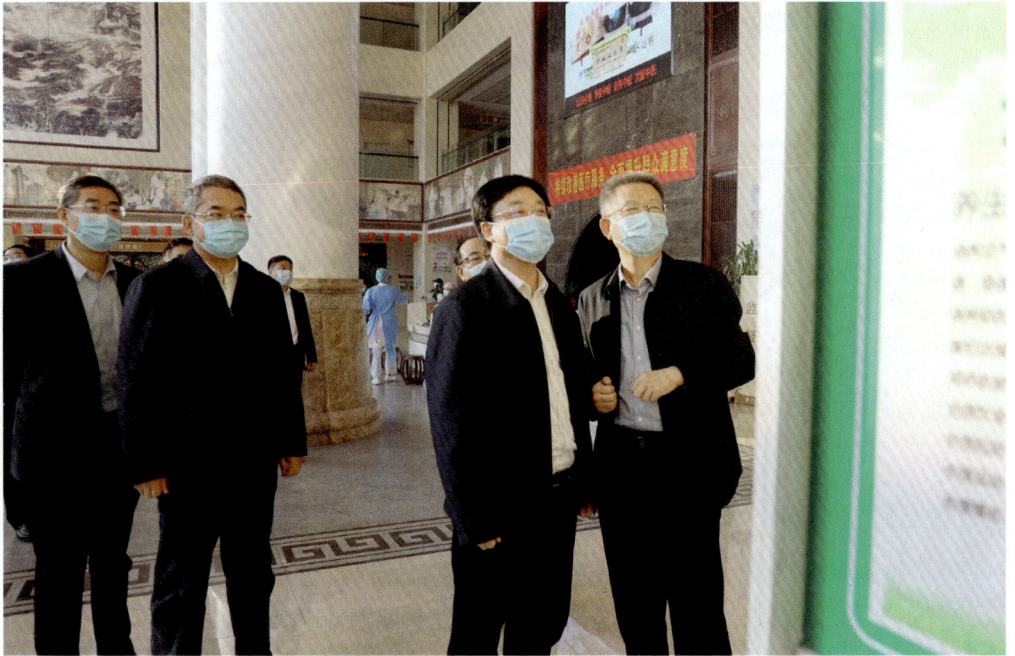

▲ 2021 年 11 月 3 日时任潍坊市市长刘运到临朐县中医院视察国医启蒙馆

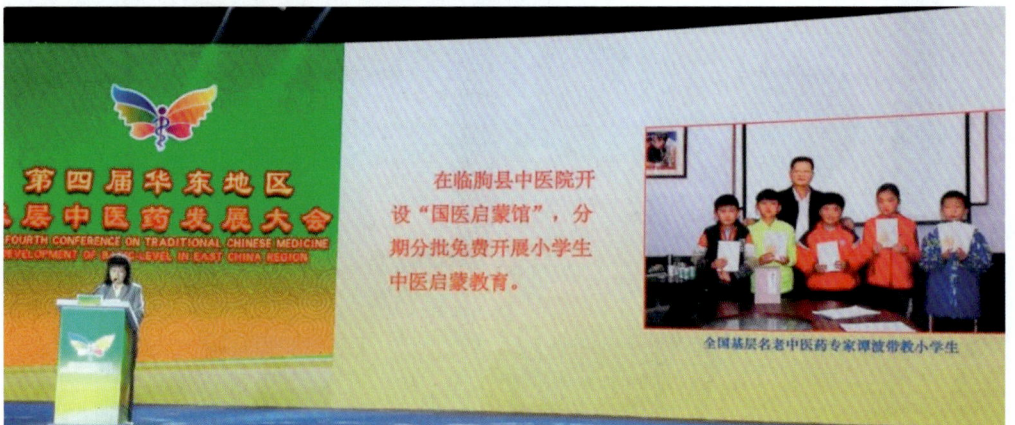

▲ 2019 年 4 月 26 日时任潍坊市副市长李平在第四届华东地区基层中医药发展大会上
介绍临朐县中医院国医启蒙馆创办经验

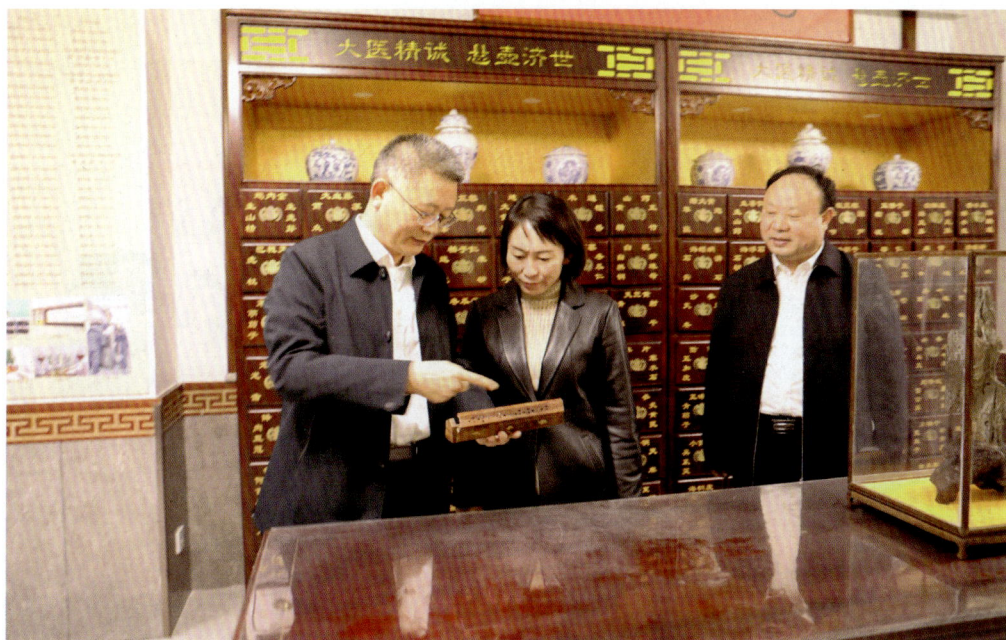

▲ 2021 年 10 月 26 日时任临朐县委书记刘艳芳、县卫生健康局局长李法军视察国医启蒙馆

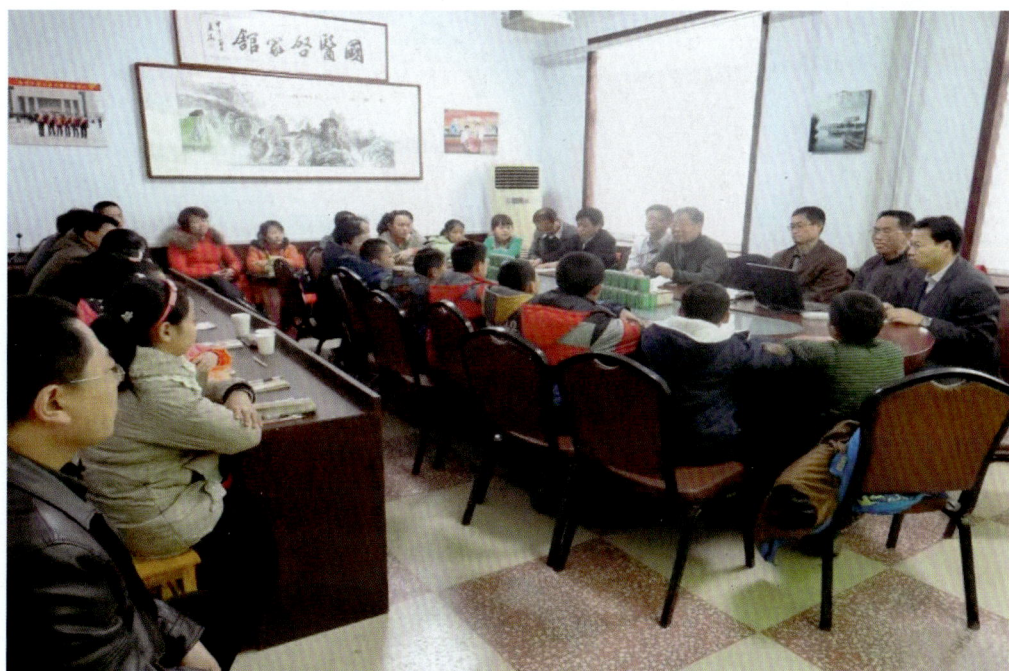

▲山东省名老中医药专家、山东省十大名医、山东中医药大学附属医院尹长健教授
为首期国医启蒙馆学生授课

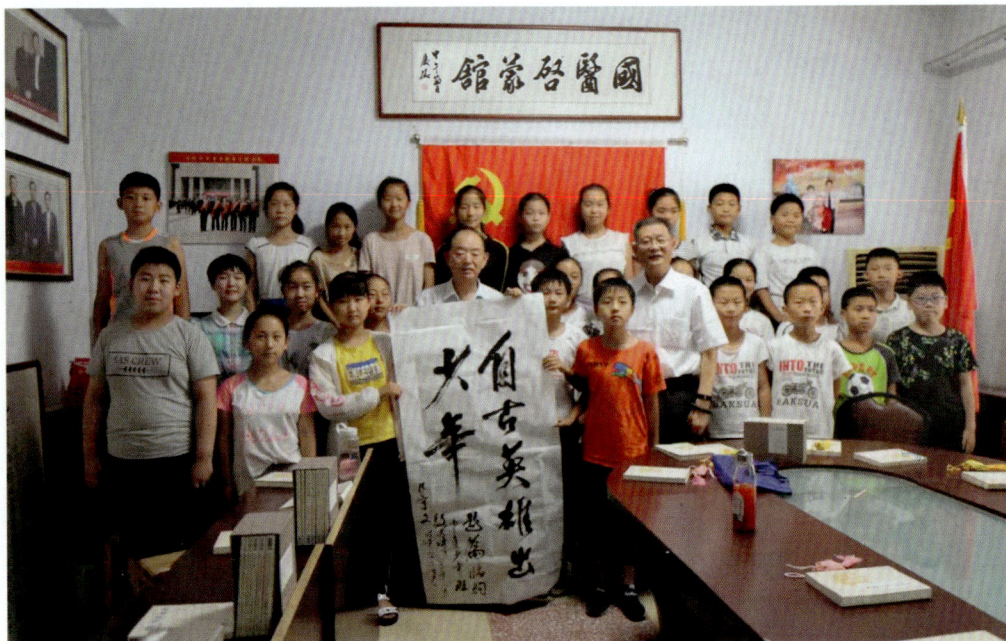

▲全国名中医张奇文为国医启蒙馆学生授课并题字

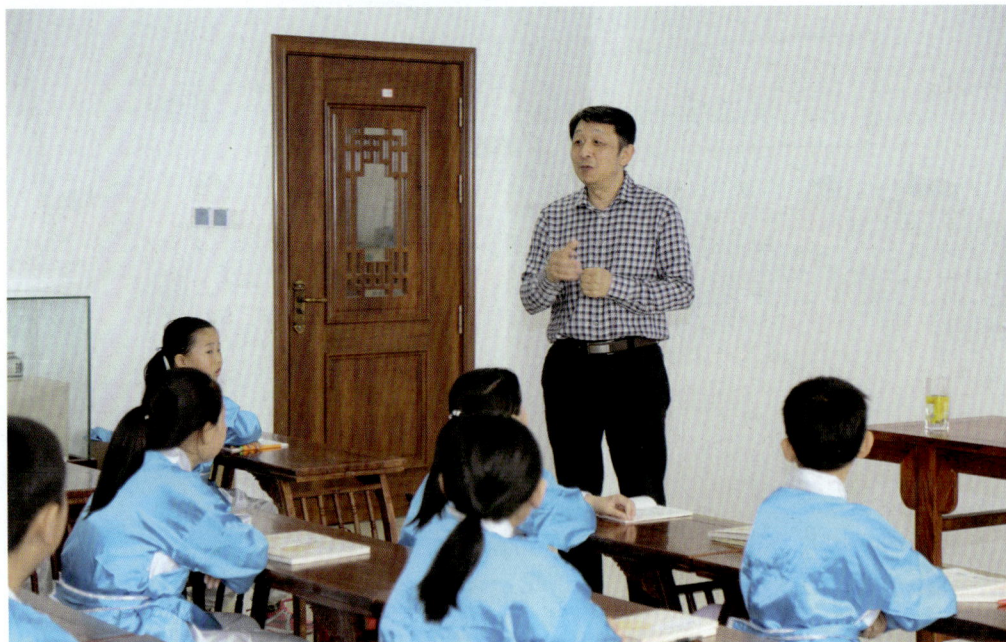

▲山东中医药大学中医文献与文化研究院教授、硕士生导师、中华中医药学会首席
健康科普专家刘更生教授为国医启蒙馆学生授课

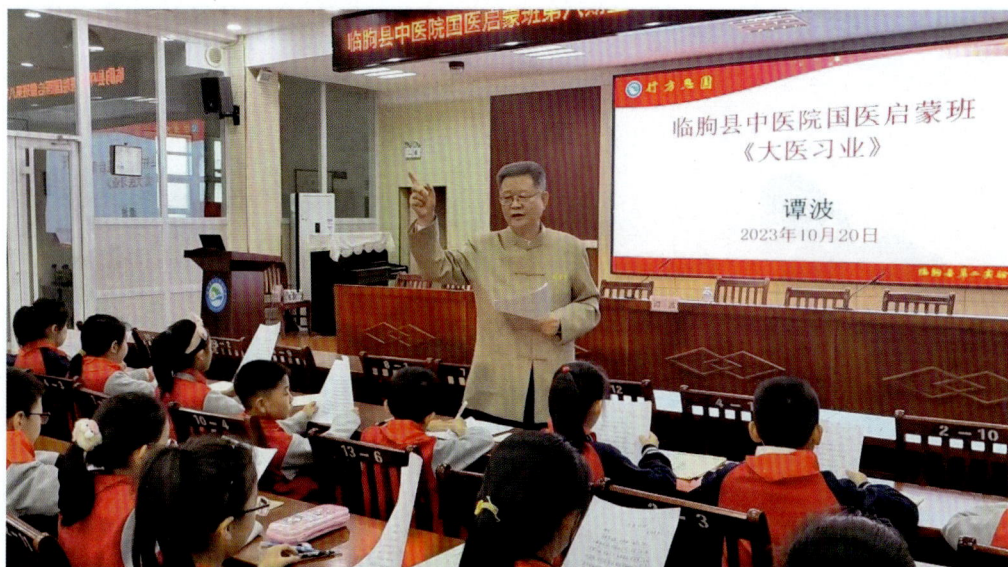

▲全国基层名老中医药专家、山东省名老中医药专家、国医启蒙馆馆长谭波为
国医启蒙馆学生授课

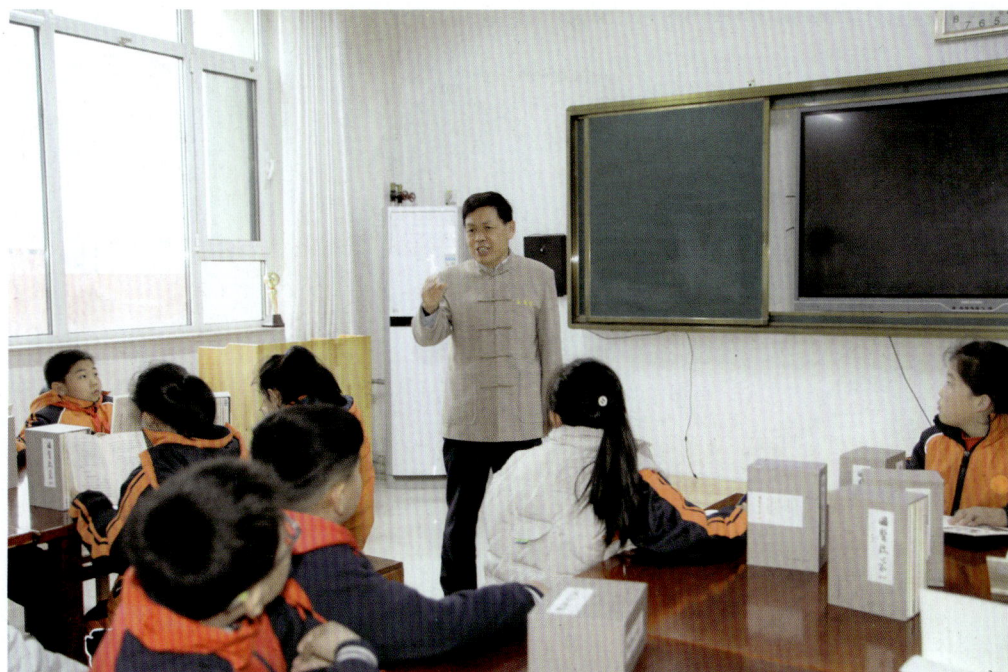

▲山东省名老中医药专家李培乾为国医启蒙馆学生授课

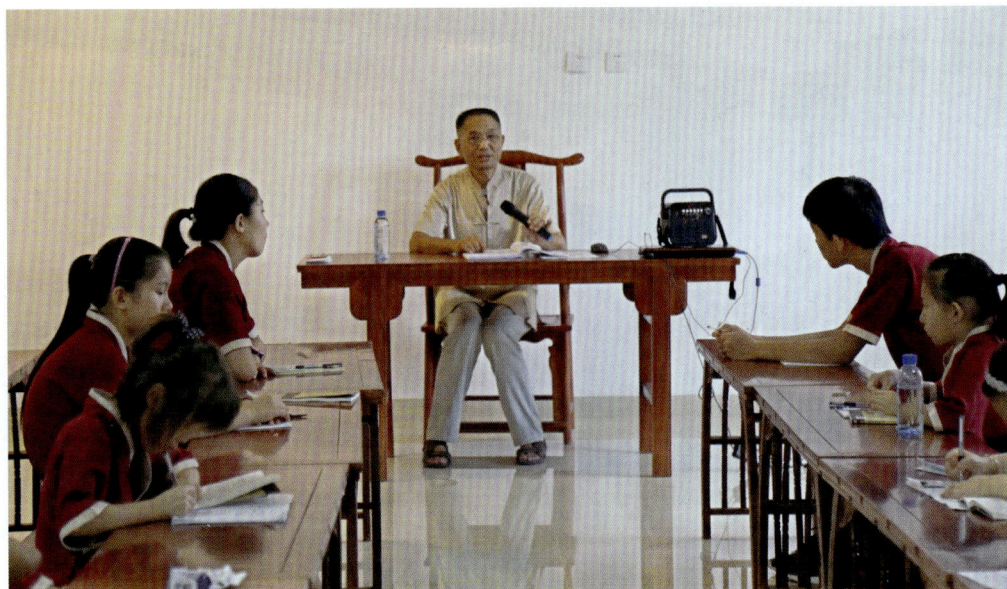

▲临朐县名中医胡文宝为国医启蒙馆学生授课

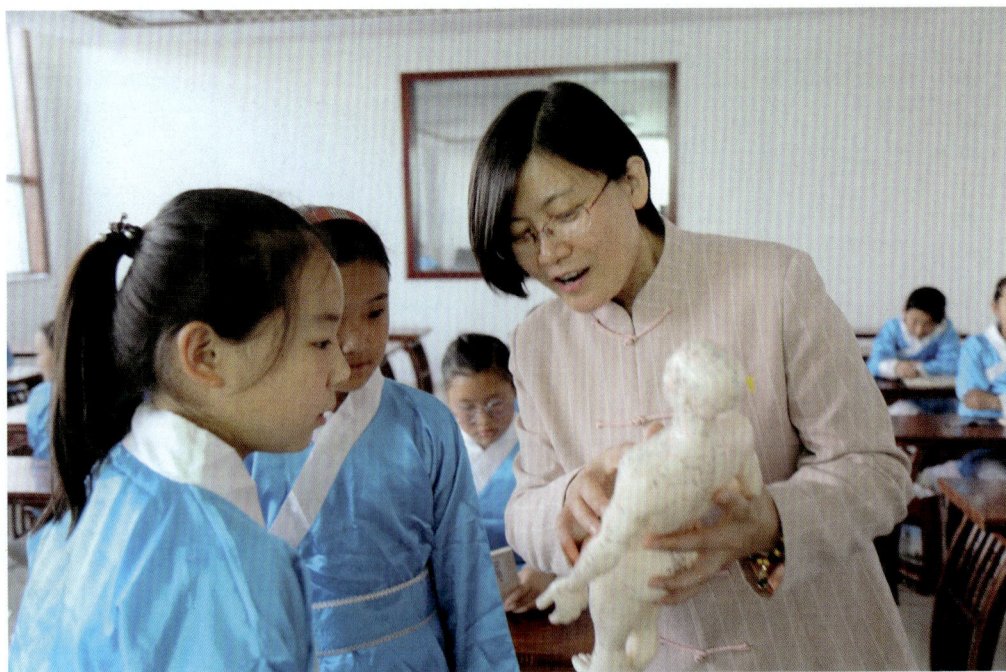

▲潍坊市名中医刘华为国医启蒙馆学生授课

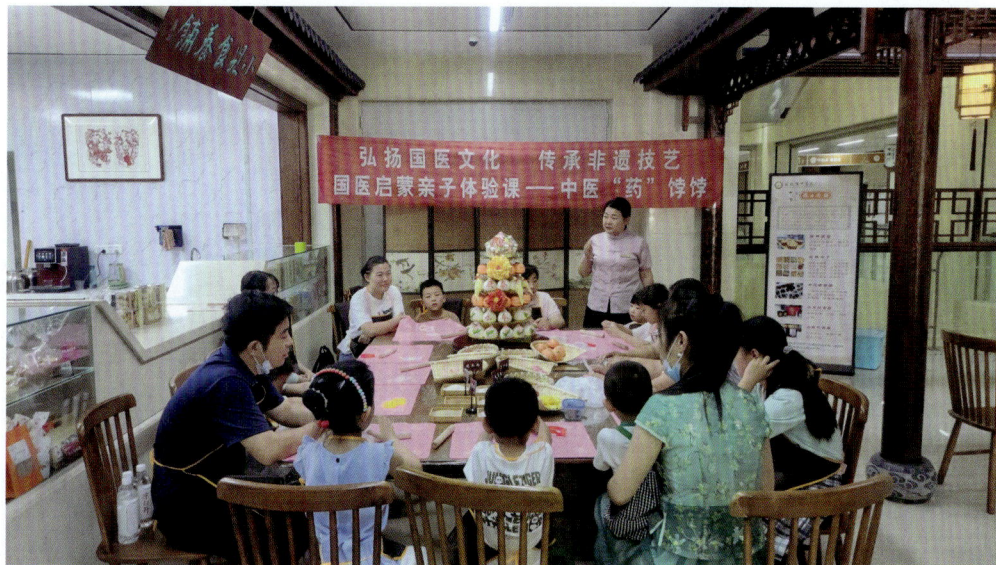

▲ 2023 年 7 月 7 日国医启蒙亲子体验课

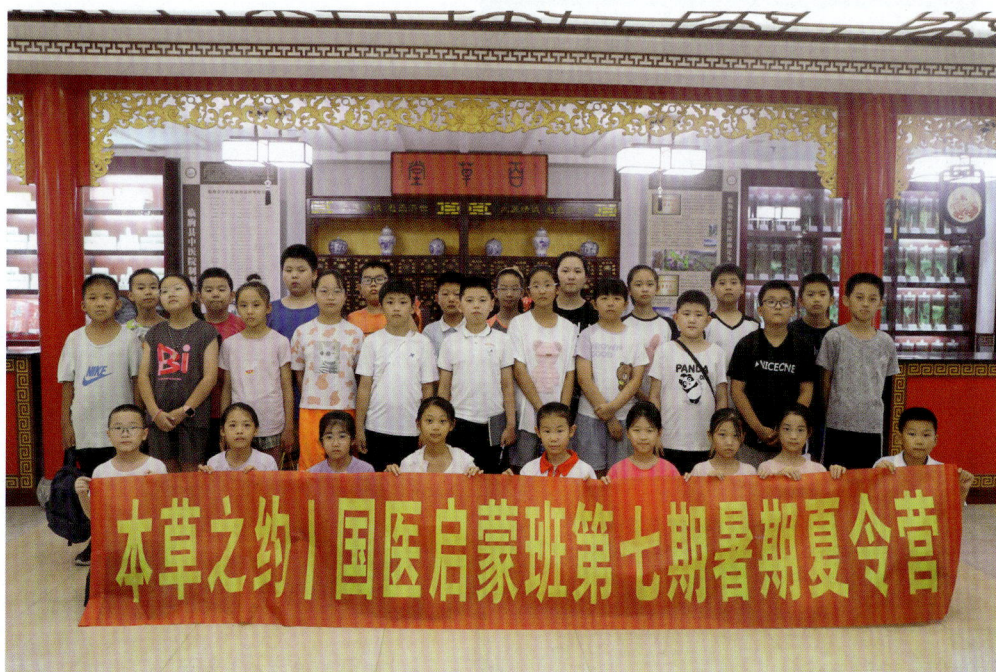

▲ 2023 年 8 月 1 日国医启蒙馆暑期夏令营

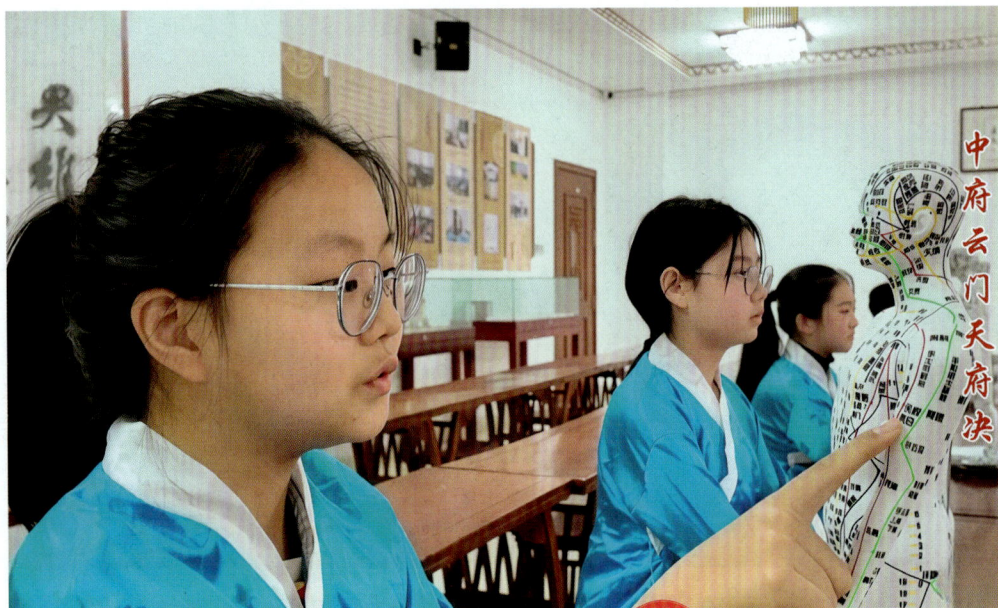

▲ 2025 年 1 月 4 日国医启蒙馆穴位认知课

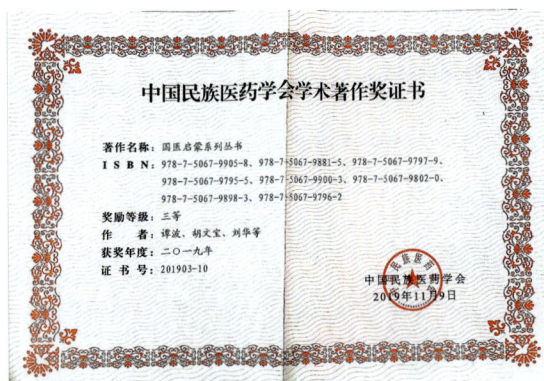

◀《国医启蒙系列》荣获"中国民族医药学会学术著作奖三等奖"

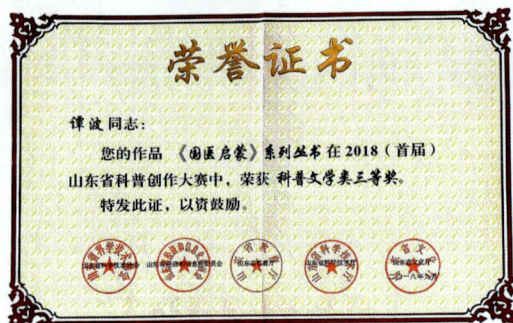

◀《国医启蒙系列》荣获"山东省科普创作大赛科普文学类三等奖"

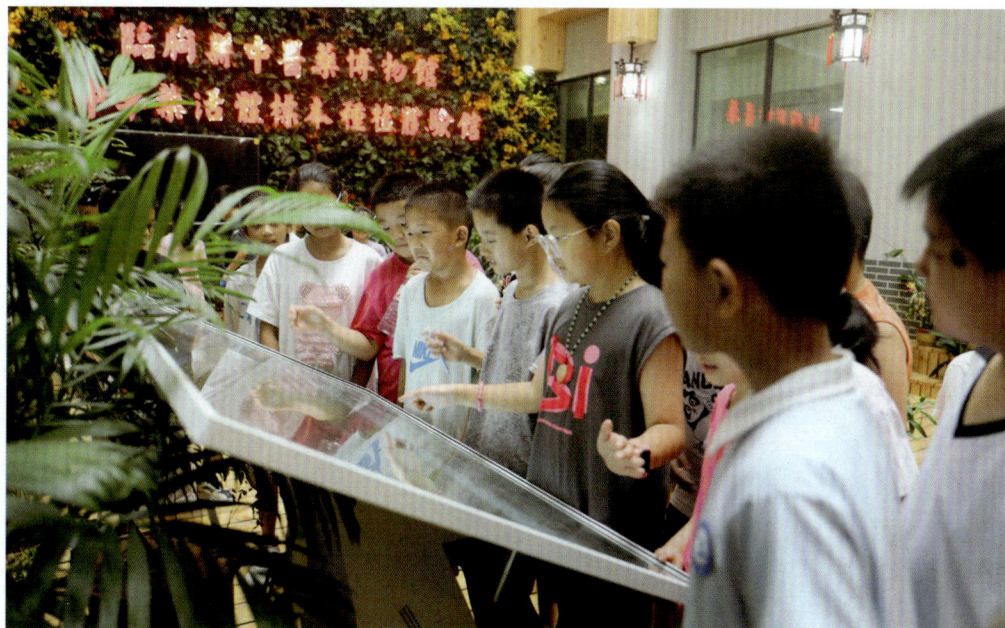

▲国医启蒙馆夏令营营员们查看中药活体标本库

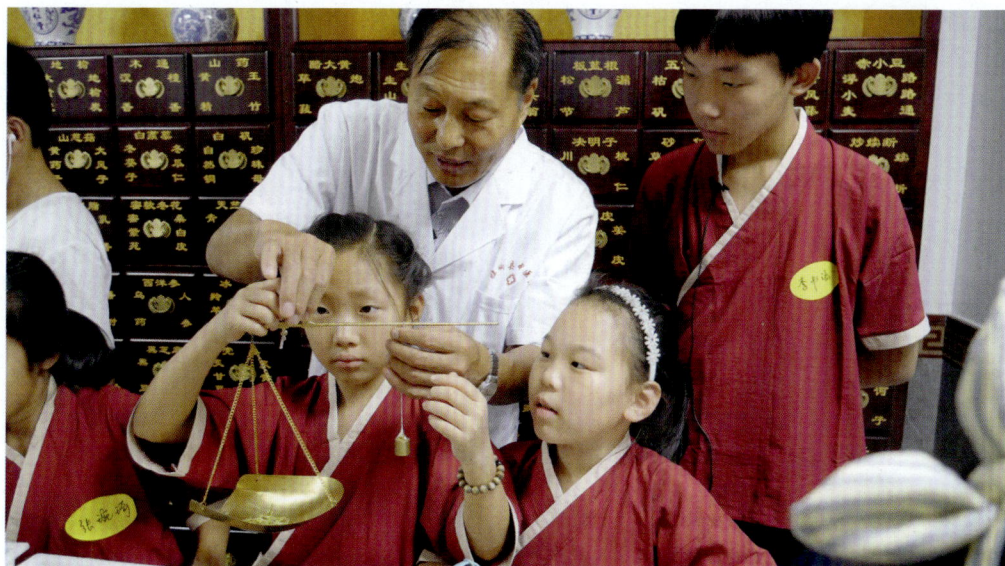

▲国医启蒙馆夏令营营员们辨识中药饮片、学习称量

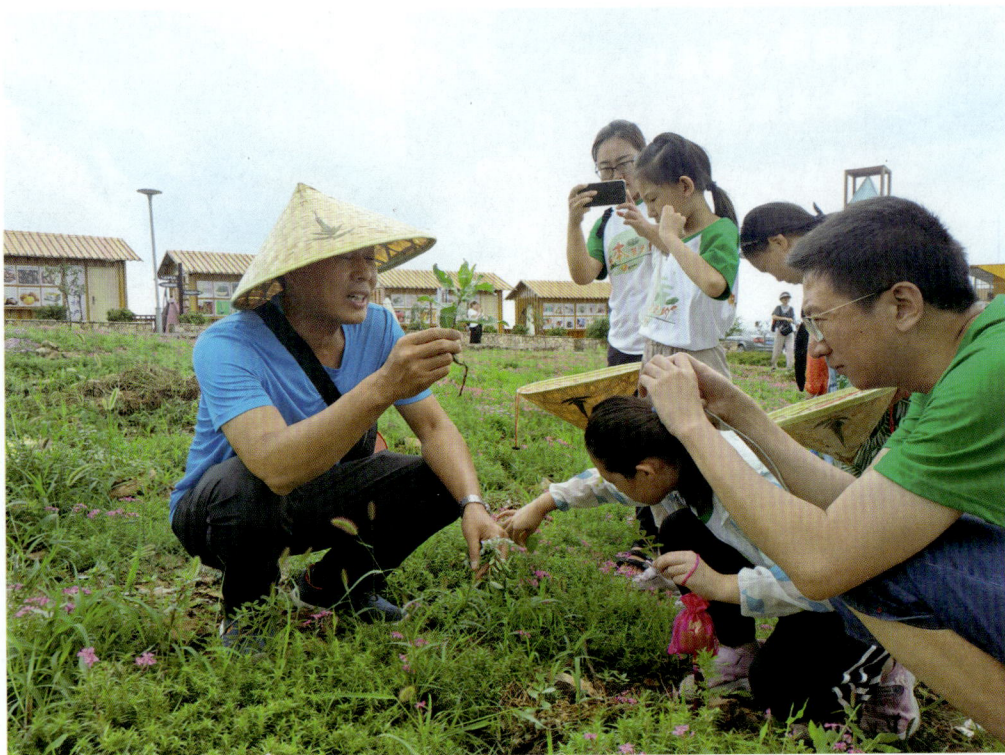

▲国医启蒙馆夏令营营员们辨识中草药

中医基本知识

国医启蒙 第一册

谭波 刘华
李培乾 胡文宝

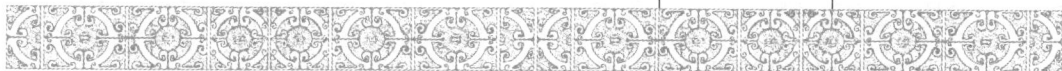

编著

中国健康传媒集团

中国医药科技出版社

内 容 提 要

  本书为《国医启蒙》丛书之一，内容包括中医基础理论、《医学三字经》诵读、注解《雷公药性赋》、《汤头歌诀》诵读、《濒湖脉学》诵读。这些经典著作是古代中医入门必背歌诀。本书选取较好底本，在保留古风古貌、原汁原味的基础上，按照现代人的阅读习惯，进行了详细点校及精细编排，并对原文进行了注音、注释等，使之更加通俗易懂，方便读者诵读记忆。本书可供中医药爱好者及初学中医者阅读参考。

图书在版编目（CIP）数据

  中医基本知识 / 谭波等编著 . -- 北京 : 中国医药科技出版社 , 2025.5. -- (国医启蒙). -- ISBN 978-7-5214-5215-0

  Ⅰ . R22

  中国国家版本馆 CIP 数据核字第 2025ND3908 号

美术编辑 陈君杞
版式设计 也 在

出版 **中国健康传媒集团** | 中国医药科技出版社
地址 北京市海淀区文慧园北路甲 22 号
邮编 100082
电话 发行：010-62227427 邮购：010-62236938
网址 www.cmstp.com
规格 710 × 1000mm $^1/_{16}$
印张 22 $^1/_2$
字数 290 千字
版次 2025 年 5 月第 1 版
印次 2025 年 5 月第 1 次印刷
印刷 河北环京美印刷有限公司
经销 全国各地新华书店
书号 ISBN 978-7-5214-5215-0
定价 **59.00 元**

获取新书信息、投稿、为图书纠错，请扫码联系我们。

金 序

振兴中医药事业，人才是关键。如何培养出优秀中医药人才，是完全按照现代院校教育模式？还是兼顾古代中医药师承？大家争论很多，也做了不少探索。

培养一个优秀的中医人才，需要很长时间。中医成长之路，非经典名著滋养下的躬身实践，别无蹊径。我从14岁在药店当学徒，已有84年，自己跟师学徒，深知带徒之法，口传手授，可述书稿之所未述、教材之所未及。我嗜学经典，广采博记，2014年入选第二届"国医大师"。听过不如见过，见过不如干过。一个好医生，不仅要学识丰富，还要经验丰富，"学验俱丰"才能有可靠的疗效，只有大量的实践，才能上升到能力。实地观摩，实习实践，理论联系实际，将经验应用于临床实际，是中医学术的活态传承。我以从医80多年的经历告诉大家，学习中医就是要练"童子功"，要从娃娃抓起。

今爱徒谭波，勤于学习，善于创新。开"国医启蒙馆"，撰《国医启蒙系列》为教材，挑选小学在校学生，利用周末时间教授中医经典。他提出的中医文化教育从娃娃抓起，让孩子们拥有中医药文化"母语化"的理念，我十分赞同，恰合我意！

谭波和他的同道们创办的国医启蒙班已开办了8期，根据教学实践，现在将《国医启蒙系列》教材修订改版。这套书有可自学的"中医经典"，又有学院的教材内容，引用的经典原文分别有注音、词解和白话释义，部分段落有内容的提要，较之前教材更贴近实际生活，更适合教学使用，也是中医爱好者学习中医很好的入门教材。

人生易老，时不我待，转眼我已近百岁，唯愿中医药事业薪火相传，后继有人。爱徒谭波的《国医启蒙系列》改版，让中医药文化走进校园，中医药知识"母语化"，使中医药之振兴踏实前进，足慰我心！

复兴中医待后生！

是以为序。

国医大师　金世元

2024 年 3 月

自 序

为传承、弘扬中医药文化，探索中医教育从小学生抓起的路子，我提出了儿童中医药知识"母语化"的理念，并于 2014 年 12 月在临朐县中医院创办"国医启蒙馆"。从临朐县第二实验小学四年级语文成绩优秀的学生中，选择三十个孩子，利用周末一个下午的时间，免费教授中医药知识。每期学制两年（四年级、五年级）。

由我担任国医启蒙馆馆长，山东省名老中医药专家、山东省十大名医、山东中医药大学附属医院尹常健教授任名誉馆长。该院全国、省、市、县名中医团队专家轮流上课。全国名中医张奇文，山东中医药大学尹常健教授、刘更生教授先后来国医启蒙馆授课。

针对四、五年级小学生记忆力好的特点，我们强化中医经典背诵，同时以讲故事的形式从中医起源开始，将中医文化的博大精深逐步展开，让小朋友们愿意听、听得懂，培养孩子们对中医药的浓厚兴趣，使他们能了解中医基本常识及简单的中医药保健知识，向家长宣传中医文化及中医常识，提升了家庭和社会的中医药文化氛围。2023 年，我们国医启蒙馆的首批学员王广毓考入了山东中医药大学。

国医启蒙馆创办以来，受到社会各界的广泛关注和好评，潍坊市卫生健康委在全市进行推广，《中国医药报》《大众日报》《联合日报》等进行过专题报道。国家中医药管理局原副局长秦怀金，山东省原副省长王随莲，国医大师、中国工程院院士石学敏以及山东省卫生健康委、山东中医药大学专家学者先后来临朐县中医院调研考察，给予了高度评价。并在第四届华东地区基层中医药发展大会、山东省中医药文化推进会及全国各地做经验交流。

结合教学，我于 2017 年主持编纂了《国医启蒙系列》丛书作为国医启蒙馆的教材。全书共 8 册 67 万字，包括《内经选诵（注音版）》《注解雷公药性赋（注音版）》《图解标幽赋（注音版）》《经典医古文诵读（注音版）》《中医史上的那些人与事儿》《博大精深的中医之理》《医学三字经诵读（注音版）》《濒湖脉学诵读》《汤头歌诀诵读（注音版）》。该套丛书在 2018 年首届山东省科普创作大赛中荣获科普文学类三等奖，2019 年获得中国民族医药学会学术著作三等奖。在此基础上，国医启蒙馆教学组已完成科研 1 项，即《儿童国医启蒙教学方法与效果的探讨》，发表《儿童中医启蒙教学方法与效果的探讨》《中医启蒙教育的研究探索》2 篇论文。

国医启蒙馆开馆已十个年头了，根据教学实践需要，我们对《国医启蒙系列》丛书的内容进行调整补充，增加了中医的诊断方法、治疗方法、中药使用知识、《内经》概论及中医大事年表等，拟以改版。改版后的教材更加切合教学实用，更可读易学。

感谢九十八岁高龄的恩师金世元国医大师为本书改版题词并作序！

感谢十年来国医启蒙馆全体教师的辛勤付出！

感谢关心支持国医启蒙馆工作的领导和社会各界人士！

感谢为本书文字录入工作做出贡献的刘帼豪、杨静、马铭科同志！

谭波

2025 年 3 月

编写说明

做好国医启蒙教学，首先是让孩子们了解中医的基础理论，为此我们编写了这本中医基本知识。

本书编写采取现代院校教学与传统中医授徒相结合的思路。包含两部分内容：一是中医基础理论，包括阴阳学说、五行学说、藏象学说、气血津液学说、病因学说、治疗原则、诊治方法、中药理论等。内容精练简洁，要点突出，浅显易懂。二是古代中医学习的入门必背歌诀，包括《医学三字经》《雷公药性赋》《汤头歌诀》《濒湖脉学》。我们对原文进行了注音、注释、释义，使之更加通俗易懂，方便读者诵读记忆。此外，为了便于查阅，书中还增加了中药功效归类索引和药名拼音索引。

国医启蒙教育正在尝试之中，如何让孩子们在现代科学教育的同时接受中医传统文化？选择题材内容是否恰当？希望读者多提意见，以利于我们改进提高。

编者
2025 年 2 月

目　录

下篇 中医入门经典读本

3

第十二章　《汤头歌诀》诵读　/ 213

上篇

中医基础理论

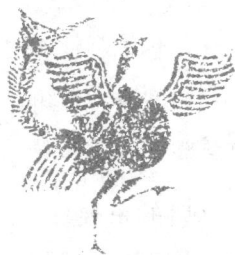

第一章　绪论

一、中医学的概念

中医的起源及发展有几千年历史，中医体系形成于先秦两汉。中医别称有"岐黄""杏林""悬壶""青囊"等，每个都有丰富的内涵。

中医学是中华民族的传统医学，是经数千年发展而形成的，是中医研究人体生理、病理以及疾病的诊断和防治的一门科学。其具有独特的理论体系、丰富的诊疗技术及养生方法，包括中医的基础医学、临床医学和预防康复医学等内容。

中医学是中国传统文化的重要组成部分，渗透着中国传统文化的基本精神和基本特征。中医学也是古代科学技术的重要组成部分，并融入了当时先进的科技成果，是一门以自然科学为主体，多学科知识相交融的医学科学。

> 中医学具有自然科学和社会科学的交叉性
> 中医学具有基础学科和应用学科的双重性
> 中医学具有科学、仁术和技艺的融合性

中医学是中华民族繁衍昌盛的重要保障，正如习近平主席所言："中医药学凝聚着深邃的哲学智慧和中华民族几千年的健康养生理念及其实践经验，是中国古代科学的瑰宝，也是打开中华文明宝库的钥匙。"

总之，中医学理论体系是受到古代的唯物主义和辩证法思想——阴阳、五行学说的深刻影响，以整体观念为主导思想，以脏腑、经络、精气血津液神的生理、病理为基础，以辨证论治为诊疗特点的医学理论体系。

二、中医学的基本特点

（一）整体观念

"整体"是指完整的个体。中医学的整体观念是指机体自身的完整性和人与外界环境的统一性。

钱学森曾说:"中医的特点在于从整体、从系统来看问题。"(《论人体科学》人民军医出版社,1988.12)

1. 人体是一个有机的整体(五脏一体,形神一体)

(1)组织结构——不可分割

人体以五脏为中心,以心为主导,通过经络内联脏腑、外络肢节的作用,构成了心、肺、脾、肝、肾五大生理功能系统。

(2)生命物质的同一性

精、气、血、津液是构成人体和维持人体生命活动的基本物质,它们相互转化,分布于各脏腑器官,保证了各脏腑器官功能活动的统一性。

(3)功能活动——协调为用

①任何一个脏腑的生理功能都是在其他脏器的密切配合下完成的。

②任何一个体表组织、器官的功能活动都与内脏的活动密切相关。

③五脏与精神活动密切相关,形与神相互依存,不可分离。

(4)病理方面——相互影响

$$\left\{\begin{array}{l}\text{体表组织器官与内脏的病变相互影响}\\\text{脏腑之间的病变相互影响}\\\text{形神病变相互影响}\end{array}\right.$$

(5)诊断方面——为临床上从外测内提供了依据

《内经》曰:"视其外应以知其内脏,则知所病矣。"

朱丹溪曰:"欲知其内,当以观乎外。"

(6)治疗方面——局部病变从整体治疗

《灵枢·终始》曰:"病在上者,下取之;病在下者,高取之。"

2. 人与外环境的统一性

(1)人与自然环境的统一性——"天人相应"

①人禀天地之气而生存。

②四时气候变化对人体的生理、病理有影响。

③昼夜晨昏对人体生理、病理的影响——旦慧、昼安、夕加、夜甚。

④地理环境对人体生理、病理的影响如下。

$$病理\begin{cases}东方\text{——}多痈疡\\南方\text{——}多挛痹\\西方\text{——}多内伤\\北方\text{——}多脏寒生满病\end{cases}$$

⑤自然环境与治疗的关系如下。

$$\left.\begin{matrix}因时\\因地\end{matrix}\right\}制宜$$

（2）人与社会环境的关系

①社会的治与乱对人体的影响如下。

$$\begin{cases}社会安定，有益健康\text{——}太平之世多长寿人\\社会动乱，有害健康\begin{cases}大兵之后必有大荒\\大荒之后必有大疫\end{cases}\end{cases}$$

②人的社会地位改变影响身心健康。

《素问·疏五过论》曰："尝贵后贱，虽不中邪，病从内生。"

中医学在讨论人体生命、健康、疾病等重大医学问题时，不仅着眼于人体自身，而且重视自然环境和社会环境对人体的各种影响，因此在防治疾病的过程中，要求医生既要顺应自然法则，因时、因地制宜，还要注意调整患者因社会因素导致的生理功能失常，以提高其适应社会的能力。

（二）辨证论治

1. 症、证、病的含义

（1）症：即症状、体征，是机体在疾病过程中主观感觉到的和能被客观发现的单个症状或体征，是病、证本质的客观反映。如：头痛、发热、浮肿、脉浮、舌淡苔白。

（2）证：即证候，是机体在疾病过程中某一阶段的病理概括。包括了疾病的原因、性质、部位及邪正之间的关系。反映了疾病在现阶段的本质，可作为治疗疾病的依据。

$$\text{风寒表实证}\begin{cases}病因——风寒\\ 病性——寒\\ 病位——表\\ 邪正关系——实\end{cases}$$

（3）病：即疾病，疾病是指致病邪气作用于人体后，正邪斗争而引起的阴阳失调所出现的具有一定发展规律的病理变化的全过程。如：肺痈、痰饮、便秘、麻疹、疟疾等。

2. 症、证、病的关系

（1）区别

①症：是可以被感知的疾病现象，是构成证候和疾病的基本要素，是诊断疾病和辨别证候的主要依据。

②证：是一组具有内在联系，能反映疾病阶段性本质的症状集合，是对疾病现阶段本质的认识，代表了疾病当前所处阶段的主要矛盾。

③病：反映了疾病的发生、发展和转归的全部过程和基本规律。

（2）联系：每一种病都包含了以某一症状为主的若干症状、体征组合的不同证候。

3. 辨证论治的概念

$$\begin{cases}辨——分析、辨别\\ 证——证候\\ 论——考虑、讨论\\ 治——治则、治法\end{cases}$$

将四诊收集的资料，运用中医理论进行分析、综合，辨清疾病的原因、性质、部位及邪正之间的关系，概括判断为某种性质的证的诊断思维过程。根据辨证的结果，确定相应的治疗原则和方法。

4. 辨证与论治的关系

（1）辨证是决定治疗的前提和依据。

（2）论治是治疗疾病的手段和方法，是对辨证是否正确的检验。

5. 辨证论治的应用

（1）同病异治：病相同，由于发病的时间、地域不同，或所处疾病的阶段不同，或患者的体质不同，故反映的证不同，因此治法不同。

（2）异病同治：病不同，但由于出现大致相同的证，故治法基本相同。

第二章　阴阳学说

一、基本概念

阴阳是相互对立的事物的两个方面。阴阳学说是中国古代人民创造的朴素的辩证唯物的哲学思想。阴阳学说认为世界是物质性的整体，世界本身是阴阳二气对立统一的结果。正如《素问·阴阳应象大论》所云："阴阳者，天地之道也，万物之纲纪，变化之父母，生杀之本始，神明之府也。"也就是说任何事物均可以用阴阳来划分，凡是运动的、外向的、上升的、温热的、明亮的都属于阳；相对静止的、内守的、下降的、寒冷的、晦暗的都属于阴。

阴阳学说是以自然界运动变化的现象和规律来探讨人体的生理功能和病理变化，从而说明人体的功能活动、组织结构及其相互关系的学说。把对于人体具有推进、温煦、兴奋等作用的物质和功能统归于阳，具有凝聚、滋润、抑制等作用的物质和功能统归于阴。阴阳具有相关性、普遍性、相对性和可分性。

二、在中医学中的应用

（一）说明人体的组织结构

（1）从人体部位分
- 体表——为阳　　上部——为阳
- 体内——为阴　　下部——为阴
- 背部——为阳　　四肢外侧——为阳
- 腹部——为阴　　四肢内侧——为阴

（2）从脏腑分
- 六腑——为阳
- 五脏——为阴

（3）从气血分
- 气主动——为阳
- 血主静——为阴

（二）说明人体的生理功能

《素问·生气通天论》曰："阴平阳秘，精神乃治。"

阴气平顺，阳气固密，阴阳双方在对立制约消长中维持着相对的动态平衡，人体的生命就正常。

（三）说明人体的病理变化

1. 正、邪的含义

（1）正：即正气，指人体结构与功能活动及其抗病和康复的能力。包括脏腑、经络、精气血津液及其所产生的维护人体健康的能力。用阴阳来区分其属性、可分为阳气和阴精两部分。

（2）邪：即邪气，泛指各种致病因素。其也有阴阳之分，如六淫：寒、湿——阴邪；风、暑、火——阳邪。

2. 说明病理变化的总纲

（1）阴阳偏胜：指阴邪和阳邪致病的一种病理变化。属于阴或阳任何一方高于正常水平的病变。

①阳胜则热，阳胜则阴病

阳胜则热：指阳邪侵犯人体使机体阳绝对亢盛，属实热证。

阳胜则阴病：阳胜的病变必然损伤人体的阴液。

②阴胜则寒，阴胜则阳病

阴胜则寒：指阴邪侵犯人体，使机体的阴绝对亢盛，属实寒证。

阴胜则阳病：阴胜的病变必然会损伤人体的阳气。

（2）阴阳偏衰：指机体的阳气或阴液不足，属于阴或阳任何一方低于正常水平的病变。

①阳虚则寒：指人体阳气虚衰不足，阳虚不能制约阴，则阴相对偏盛而现虚寒证。即"阳虚则阴胜"。

②阴虚则热：指人体阴液不足，阴虚不能制约阳，则阳相对偏亢而出现虚热证。即"阴虚则阳亢"。

综上所述，"阳盛则热，阴盛则寒，阳虚则寒，阴虚则热"是中医学寒热性病证的病机总纲。《素问·通评虚实论》曰："邪气盛则实，精气夺则虚。"阴阳偏胜所出现的热证、寒证分别为实热证、实寒证；阴阳偏衰所现的热证、寒证则分别为虚热证、虚寒证。

（3）阴阳两虚：因阴阳之间存在互根关系，故又可发生阴阳互损的病理变化导致阴阳两虚。

阴阳互损是指机体的阴或阳任何一方虚损到一定程度，必然导致另一方的不足。表现为以下3个方面。

①阳损及阴：当阳虚至一定程度时，因阳气的不足，累及阴液的化生不足，出现以阳虚为主的阴阳两虚的病理状态。

②阴损及阳：当阴虚至一定程度时，因阴虚累及阳气的化生不足，或阳气无所依附而散耗，出现以阴虚为主的阴阳两虚的病理状态。

③阴阳转化：阴阳失调的病理变化，可在一定的条件下发生转化，即阳证可转为阴证，阴证可转为阳证。

$$
条件 \begin{cases} 正气的强弱 \\ 邪气的盛衰 \\ 治疗、护理是否得当 \end{cases} \qquad 表现 \begin{cases} 热极生寒，重阳必阴 \\ 寒极生热，重阴必阳 \end{cases}
$$

（四）用于疾病的诊断

《素问·阴阳应象大论》曰："善诊者，察色按脉，先别阴阳。"

张景岳："凡诊病施治，必须先审阴阳，乃为医道之纲领。"

（1）四诊分阴阳：为辨证提供可靠的依据。

（2）辨证分阴阳：八纲辨证是临床各种辨证方法的纲领，而阴阳又是八纲辨证的总纲。如：

$$
\begin{cases} 表、实、热——阳 \\ 里、虚、寒——阴 \end{cases}
$$

无论四诊，还是辨证，都必须以分辨阴阳为首务。如张景岳所说："医道虽繁，可以一言蔽之者，曰阴阳而已。"起到执简驭繁的作用。

（五）用于疾病的治疗

《素问·至真要大论》曰："谨察阴阳之所在而调之，以平为期。"

"阴阳失调"是疾病发生的基本原理，因此把握阴阳失调的状况，调整其阴阳的偏胜偏衰，以恢复阴阳的协调平衡，"必平阴阳"，是最基本的治疗原则。

1. 确定治疗原则

《灵枢·邪客》曰："补其不足，泻其有余。"

（1）泻其有余（损其有余）：适用于阴阳偏胜之实证，即"实则泻之"。

①阴偏胜——实寒证——寒者热之——用温热的方药治之。

②阳偏胜——实热证——热者寒之——用寒凉的方药治之。

（2）补其不足（补其偏衰）：适用于阴阳偏衰之虚证，即"虚则补之"。

①阴偏虚——虚热证——滋阴清热，补阴抑阳，阴液充足，虚热自清。即"壮水之主，以制阳光"。

②阳偏虚——虚寒证——助阳散寒，补阳抑阴，阳气恢复，虚寒自消。即"益火之源，以消阴翳"。

2. 药物性能，必分阴阳

"性能"指药物的四性（四气）、五味及作用。皆可用阴阳来说明。

（1）药之四性（四气）

> 寒、凉——属阴，如黄连、石膏
> 温、热——属阳，如干姜、附子、肉桂

（2）药之五味（六味）

> 辛、甘、淡——属阳，如菊花、薄荷、猪苓
> 酸、苦、咸——属阴，如地龙、乌梅、五味子

（3）药之作用

> 升、浮——属阳，如桑叶、升麻、浮萍
> 降、沉——属阴，如石决明、牡蛎、磁石

第三章　五行学说

一、基本概念

（一）五行

"行"指运动、运行。五行是指木、火、土、金、水五种物质的运动变化。

（二）五行学说

五行学说是研究木、火、土、金、水的概念、特性、生克规律，并用以阐述宇宙万物的运动变化及其相互联系的古代哲学思想，是古人认识世界、解释世界和探求自然规律的一种自然观和方法论。

五行学说认为，宇宙间的一切事物都是由木、火、土、金、水五种基本物质构成的，世界各种事物和现象的发展变化，都是这五种物质不断运动和相互作用的结果。

二、五行的特性

五行的特性是古人在长期的生活和生产实践中，在木、火、土、金、水五种物质的朴素认识基础上，进行抽象而逐渐形成的理论概念，并作出经典性的阐述。将其概括为："水曰润下，火曰炎上，木曰曲直，金曰从革，土爰稼穑。"（《尚书·洪范》）

（1）水曰润下：水具有滋润、向下的性质。引申为具有滋润、下行、寒凉、闭藏等性质或作用的事物和现象，均归属于水。

（2）火曰炎上：火具有炎热、向上的性质。引申为具有温热、升腾、明亮等性质或作用的事物和现象，均归属于火。

（3）木曰曲直："曲"，能弯曲、柔和之义；"直"，伸展、畅达的意思。是对树木生长形态的概括，引申为具有生长、升发、条达、舒畅等作用或性质的事物和现象，都可属于木。

（4）金曰从革："从"，由也，金的来源；"革"，变革之意。"从革"，一指金是通过变革而产生；又指金有变革之性。说明了金的刚柔相济的特性，引申为具有沉降、肃杀、收敛、洁静、发声等性质或作用的事物和现象，都可归属于金。

（5）土爰稼穑："稼"，春播（种）；"穑"，秋收（收获）。引申为具有受纳、承载、化生等作用或性质的事物和现象，都可归属于土。

由此可见，五行的特性虽来源于对水、火、木、金、土五种物质特性的观察，但实际上大大超过了五种物质的本身，既基于五行，又高于五行，是对五种不同功能属性的抽象概括，成为事物和现象的综合概念，具有更为广泛抽象的含义。

三、事物五行属性归类与推演

五行学说是从五行的特性出发，把自然界的各种事物和现象，分别归属为木、火、土、金、水五大系统。具体归类可分为两种情况。

1. 直接归类——取象比类法

此法是将事物的形象与五行的抽象特性相比较，以确定事物的五行归属。

2. 间接推演——推演络绎法

此法是根据已知的某些事物的五行属性，推演至与其相关的事物，以得知这些事物的五行归属。

自然界						五行	人体						
五味	五色	五化	五气	五方	五季		五脏	五腑	五体	五官	五志	五液	五脉
酸	青	生	风	东	春	木	肝	胆	筋	目	怒	泪	弦
苦	赤	长	暑	南	夏	火	心	小肠	脉	舌	喜	汗	洪
甘	黄	化	湿	中	长夏	土	脾	胃	肉	口	思	涎	缓
辛	白	收	燥	西	秋	金	肺	大肠	皮毛	鼻	悲	涕	浮
咸	黑	藏	寒	北	冬	水	肾	膀胱	骨	耳	恐	唾	沉

通过上表可看出，五行学说对事物属性的归类与推演法则是以天人相应为指导思想，以五行为中心，以空间结构的五方、时间结构的五季、人体结构的五脏为基本框架，把自然界的各种事物和现象及人体的生理、病理现象按五行属性进行归类，形成了联系人体内外环境的五大结构系统，不仅说明了人体内在脏腑的整体统一，而且也反映了人与自然的统一性。

四、五行的生克规律

1. 相生

相生是指五行之间存在着有序的依次递相资生、助长、促进的作用。

次序：木 —生→ 火 —生→ 土 —生→ 金 —生→ 水

关系 ｛ 生我者——母 / 我生者——子 ｝ "母子"关系（《难经》）

2. 相克

相克是指五行之间存在着有序的间隔递相抑制、制约的作用。

次序：木 —克→ 土 —克→ 水 —克→ 火 —克→ 金

关系 ｛ 克我者——所不胜 / 我克者——所胜 ｝ "所不胜与所胜"关系（《内经》）

五、五行的制化关系

五行的制化关系即生中有克，克中有生，相互生化，相互制约，以推动事物正常的变化与发展。没有相生，就没有事物的发生与成长；没有相克，就不能维持事物在协调关系的变化与发展。可见五行已展示出人体自动调控系统模型的雏形。

六、在中医学中的应用

（一）生理方面

（1）将人体的脏腑组织结构分属于五行，并与自然界的五气、五季、五化、五色、五味、五方等联系起来，反映了内外环境的统一性。

（2）说明五脏的某些生理功能，如肝属木，主疏泄；脾属土，主运化。

（3）说明五脏之间的相互关系，包括以五行相生说明五脏之间的相互资生关系；以五行相克说明五脏之间的相互制约关系。五脏之间既相互资生，又相互制约，维持了五脏功能的协调平衡。

（二）病理方面

说明五脏病变相互影响，相互传变。

（1）母子相及传变

$$\begin{cases} 母病及子——疾病由母脏传及子脏 \\ 子病累母——疾病由子脏传及母脏，又称"子盗母气" \end{cases}$$

（2）相克传变

$$\begin{cases} 传其所胜——如肝病传脾 \\ 传其所不胜——如肝病传肺 \end{cases}$$

（三）用于疾病的治疗

1. 根据相生规律确定治则与治法

（1）治疗原则：补母泻子。

（2）治疗方法

①滋水涵木：滋肾阴、养肝阴。适用于肾阴亏而肝阴不足，甚或肝阳上亢之证。

②益火补土：温肾阳以补脾阳，又称"温肾健脾法"。适用于肾阳衰微而脾阳不振之证。

③培土生金：补脾气以益肺气，又称"健脾益气法"。适用于肺气虚弱或肺脾两虚之证。

④金水相生：养肺阴，滋肾阴。适用于肺阴虚日久致肾阴虚的肺肾阴虚证。

2. 根据相克规律确定治则与治法

（1）治疗原则：抑强扶弱。

（2）常用治法

①抑木扶土：即疏肝健脾，调理肝脾法。适用于木旺乘土或土虚木乘的肝旺脾虚之证。

②培土制水：补肾或补脾以制约水湿泛滥。适用于脾虚不运而致水肿胀满

之证。

③佐金平木：即泻肝清肺，辅助肺金以制肝木的方法，即滋肺阴，肃肺气，抑肝火。适用于肝火犯肺证。

④泻南补北：泻心火，滋肾水。适用于肾阴亏虚，心火亢盛的心肾不交之证。

3. 根据药物的色味与五脏相应的关系，指导临床用药

药青味酸多入肝，如青黛、乌梅
药赤味苦多入心，如朱砂、黄连
药黄味甘多入脾，如黄精、红枣
药白味辛多入肺，如白果、辛夷花
药黑味咸多入肾，如玄参、地龙

第四章 藏象学说

一、基本概念

（一）藏象

"业医不知脏腑，开口动手便错。"——清·唐容川

藏象指人体内脏腑的生理功能和病理变化反映于外的征象及与自然界相通应的现象。藏象是一个动态的名词，藏与象之间存在着本质与现象的关系，因"藏变"可以决定"象变"。"象"是"藏"的外在反映，"藏"是"象"的内在本质，故可"以象论藏"。如：

> 面色红润，脉搏和缓有力——心血充足
> 面色淡白，脉细无力——心血不足

（二）藏象学说

藏象学说是指通过对人体生理、病理现象的观察，研究人体各脏腑及其与形体、官窍、情志之间及脏腑与自然界之间关系的学说。

藏象学说根据内脏的功能特性、形态结构的不同，分为五脏、六腑、奇恒之腑三类。

二、特点

1. 以五脏为中心的整体观，心为主宰

五大功能系统
- 心系统：心、小肠、脉、舌、喜、汗、面
- 肺系统：肺、大肠、皮、鼻、悲、涕、毛
- 脾系统：脾、胃、肉、口、思、涎、唇
- 肝系统：肝、胆、筋、目、怒、泪、爪
- 肾系统：肾、膀胱、骨、耳（二阴）、恐、唾、发

2. 所指脏腑不单纯是解剖学概念

藏象学说中所指的脏腑更重要的是人体生理和病理学概念，是一个综合性的功能单位。中医学的脏腑功能不但包含了解剖生理学中同名脏器的功能，而且还包括了其他几个脏器的部分生理功能；而解剖生理学中一个脏器的生理功能又可分散在藏象学说中某几个脏腑之中。

中医学的"藏"与"脏器"的概念不同，中医学的整体观察和以象测脏的认识方法决定了"藏"的结构，是在形态结构框架的基础上赋予了功能性成分而形成的形态与功能合一性的结构。因此，"藏"的概念不仅是一个解剖学概念，更重要的是一个生理和病理学概念，是一个形态与功能的综合概念。而西医学是在原子论自然观的指导下，重视还原分析的方法，研究各脏器的解剖结构特点，并从这些结构特点出发，解释各脏器的功能活动。

因此，中医与西医的心、肝、脾、肺、肾名称虽然相同，但是生理和病理概念却完全不一样，所以学习脏腑切忌以西证中，对号入座。

三、五脏、六腑、奇恒之腑的生理功能

（一）五脏的生理功能

（1）心：主血脉，主神志。

（2）肺：司呼吸主气，主宣降，主通调水道，助心行血、化血。肺为娇脏。

（3）脾：主运化，主升清，主统血。脾喜燥恶湿。

（4）肝：主疏泄，主藏血。肝为刚脏喜条达。

（5）肾：主藏精，主水，主纳气。肾为水火之宅。

（二）五脏与形体、官窍、志、液、时的联系

（1）心：脉、舌、喜、汗、夏。

（2）肺：皮、鼻、悲（忧）、涕、秋。

（3）脾：肉、口、思、涎、长夏。

（4）肝：筋、目、怒、泪、春。

（5）肾：骨、耳及二阴、恐、唾、冬。

（三）六腑的生理功能

以通为用，以降为顺。

（1）胆：主贮藏排泄胆汁，主决断。

（2）胃：主受纳腐熟水谷，主通降。

（3）小肠：主受盛化物，分清别浊。

（4）大肠：主变化传导。

（5）膀胱：贮尿，排尿。

（6）三焦：主持诸气，为水液运行道路。

（四）奇恒之腑的生理功能

（1）脑：主宰生命活动，主精神意识，主感觉运动，髓海。

（2）女子胞：主月经，养育胎儿。

（3）骨：身体支架，髓之府。

（4）脉：血之府。

（5）髓：充脑养骨化血。

（6）胆：既为六腑之一，又为奇恒之腑之一。

四、五脏、六腑、奇恒之腑的主要区别

（一）五脏

1. 形态

多指胸腹腔中组织结构较充实的脏器（实质性）。

2. 功能特点

化生和贮藏精气，"藏而不泻，满而不实"。

王冰注："精气为满，水谷为实。"均为充满、充盈之义，被精气充盈为"满"，被水谷充盈为"实"。五脏贮藏精气，因此生理情况下应当是精气盈满，而不是水谷为实的状态。

3. 阴阳属性

主静，属阴。

（二）六腑

1. 形态

多指胸腹腔中，中空有腔的器官（管腔性）。

2. 功能特点

受盛、传化水谷，"泻而不藏，实而不满"。

王冰注："六腑但受水谷，传化物。"故生理情况下应当是水谷为实的状态，而不像五脏精气盈满的状态。六腑传化水谷，当是胃实肠虚，肠虚胃实，虚实更替，保持着畅通的状态。治疗六腑的病变，必须体现其传化物而不藏的特点，以通为用，以降为顺。

3. 阴阳属性

主动，属阳。

（三）奇恒之腑

1. 含义

奇，异也；恒，常也，即异于常脏和常腑的一类脏器。其形态似腑，功能似脏，包括脑、髓、骨、脉、胆、女子胞，统称为奇恒之腑。

2. 形态

中空有腔，是一个相对密闭的组织器官。

3. 功能特点

贮藏精气，"藏而不泻"。

4. 阴阳属性

主静，属阴。

《素问·五脏别论》曰："脑、髓、骨、脉、胆、女子胞，此六者，地气之所生也，皆藏于阴而象于地，故藏而不泻，名曰奇恒之腑。"

第五章　气血津液学说

气血津液是构成人体和维持人体生命活动的基本物质，它们既是脏腑经络等组织器官生理活动的产物，又是脏腑经络等组织器官功能活动的物质基础。气血津液与脏腑经络等组织器官之间存在密切关系。

$$
\left.气血津液\atop阴阳属性\right\{ \begin{array}{l} 气主动，无形——属阳 \\ 血、津液主静，有形——属阴 \end{array} \right.
$$

一、气

（一）基本概念

气是构成人体和维持人体生命活动的最基本物质，是人体内具有很强活力、不断运动的精微物质。古人认识人体，辨识疾病，主要是依靠对"气"的感应。

气是维持人体生命活动的基本物质。如《素问·宝命全形论》曰："天地合气，命之曰人。"

（二）生成来源

（1）先天——源于父母先天之精气，是构成生命形体的原始物质

$$
（2）后天\left\{ \begin{array}{l} 水谷之精气——源于饮食物 \\ 自然界之清气——赖肺司呼吸 \end{array} \right.
$$

（三）生理功能

"人之有生，全赖此气""气者，人之根本也"。

1. 推动作用

（1）含义：气具有激发和推动的作用。

（2）作用表现：气以自身的活力和升降出入的运动去推动和激发机体各方

面的功能活动。

①激发和促进人体的生长发育与生殖。

②推动和激发各脏腑、经络等组织器官的功能活动。

③推动血液的生成与运行。

④推动津液的生成、输布与排泄。

2. 温煦作用

《难经·二十二难》曰："气主煦之。"

（1）含义：气是机体产生热量的物质基础，因动而生阳为热，气是机体热量的来源。

（2）作用表现

①温暖机体，维持体温的恒定。

②温煦脏腑、经络等组织器官，维持其正常的生理活动。

③维持血液、津液等液态物质正常运行。

3. 防御作用

（1）含义：防卫抵御，即气有卫护肌表、抗御外邪侵入的作用。

（2）作用表现

①护卫全身肌表，防御外邪入侵。

《素问·遗篇刺法论》曰："正气存内，邪不可干。"

②祛邪外出，防止病邪损害机体。

4. 固摄作用

（1）含义：控制，统摄，约束之意。气对体内液态物质具有统摄和控制，不使其无故流失的作用。

（2）作用表现

①固摄血液，防止溢出脉外。

②固摄汗液、尿液，使其有节制地排出，防止其异常流失。

③控制唾液、胃肠液的分泌。

④固摄精液，防止妄泄而耗损。

⑤摄纳肾气，以维持呼吸运动的正常进行。

5. 营养作用

（1）含义：气是具有营养作用的精微物质。

（2）作用表现：营养全身各脏腑、组织、器官，维持其生理活动。

6. 气化作用

（1）含义

①广义而言，指气的运动产生的各种变化。

②狭义而言，指精、气、血、津液的化生和相互转化。

（2）作用表现

①精、气、血、津液等物质的新陈代谢及其相互转化。

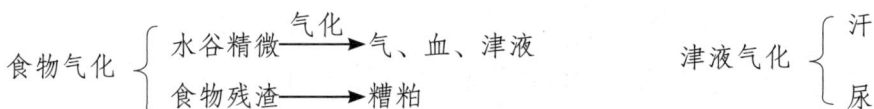

$$食物气化 \begin{cases} 水谷精微 \xrightarrow{气化} 气、血、津液 \\ 食物残渣 \longrightarrow 糟粕 \end{cases} \qquad 津液气化 \begin{cases} 汗 \\ 尿 \end{cases}$$

②脏腑、经络等组织器官的功能活动所产生的变化。

《素问·灵兰秘典论》："膀胱者，州都之官，津质液藏焉，气化则能出矣。"

人体的气化运动是永恒的，存在于生命过程的始终，包括了物质和能量的转化过程，中医学认为没有气化就没有生命。

（四）气的作用之间的关系

气的六个功能在人体生命活动中缺一不可，相互间密切配合，共同维系着人的生命过程。气的推动作用来自气的温煦振奋，气化作用又离不开气的温煦、推动。气的温煦、推动、气化三者共同构成人体生命活动的原动力，是人体生命活动所需的最基本的能量来源。推动与固摄作用相反相成，共同维持体内液态物质的运行、输布与排泄。气的营养、防御作用既是气的推动和气化作用的结果，又能抵御外邪侵犯，确保气的生理功能正常发挥。

二、血

（一）基本概念

血是人体脉管内按一定方向运行不息，具有濡润滋养作用的赤色液体，是构成人体和维持人体生命活动的基本物质之一。

（二）生成来源

《灵枢·决气》曰："中焦受气取汁，变化而赤是谓血。"

（三）生理功能

1. 濡润和滋养全身脏腑组织器官

《难经·二十二难》曰："血主濡之。"

（1）血液充盈：脏腑组织器官得养——面色红润、肌肉丰满壮实，皮肤毛发润泽，筋骨劲强，运动灵活。

（2）血液亏虚：脏腑组织器官失养——面色萎黄，肌肉瘦削，皮肤毛发枯槁，筋骨痿软，肢体麻木，运动不利。

2. 是神志活动的主要物质基础

《灵枢·平人绝谷》曰："血脉和利，精神乃居。"

（1）血液充盈：神得血养——神志清晰、精力充沛。

（2）血液亏虚：神失所养——失眠、多梦、惊悸、健忘。

（3）血病及神：血热——扰乱心神——烦躁，甚至神昏谵语。

三、津液

（一）基本概念

津液是机体内一切正常水液的总称，是构成人体和维持人体生命活动的基本物质。包括以下几种。

（1）脏腑组织的内在体液——胃液、肠液等。

（2）官窍正常的分泌液——涎、唾、涕、泪等。

（3）正常的排泄液——汗、尿乃津液所化。

（二）生理功能

（1）滋润和濡养作用。

（2）化生血液。

（3）调节机体的阴阳平衡：津液性质属阴，生理上，阴液可制约亢奋之阳热，故有调节机体阴阳、协调寒热盛衰、平衡体温等作用。

（4）排泄代谢后的产物和废物。

第六章　病因学说

一、概述

（一）病因的概念

病因是指能影响和破坏人体阴阳相对平衡协调状态，导致疾病发生的各种原因。

中医病因学的各基本概念是以具体的、形象的物质名词来表达抽象的要领，但决不能将中医的病因概念简单地理解为其名词所代表的具体事物。中医所采用的是从宏观角度，通过"取象比类"把疾病的症状、体征广泛地与自然界某些事物或现象进行联系比较，并加以概括分类，从而认识各种病因的性质和致病特点。

中医认识病因的方法是以病证的临床表现为依据，通过综合分析其症状、体征，推求病因，即"辨证求因"。为临床治疗用药提供依据，又称"审因论治"。

通过辨证求因得出的病因，是致病因素与机体反映情况的结合，这种反证法所透视的是病因作用和机体作用之间的综合结果，把病因放到致病的动态过程中去考察，有助于准确把握原因、作用对象和结果之间的辩证关系，从而揭示出一些用单纯理化检测无法认知的本质。

与西医采用的"实验确认法"不同，西医是立足于生物学基础，从微观的角度，靠实验室和显微镜检测，着重揭示病源实体。虽然中西医对病因认识的方法有着本质的差异，但都可以收到异曲同工的效果。

（二）病因的分类

根据病因的发病途径及形成过程将其分为以下几种。

1. 外感致病因素

六淫、疫疬。

2. 内伤致病因素

七情、饮食劳逸。

3. 病理产物形成的病因

痰饮、瘀血、结石。

4. 其他致病因素

外伤、虫兽、金刃、跌打、药邪、胎传等。

二、六淫

（一）基本概念

1. 六气

六气是指自然界风、寒、暑、湿、燥、火六种正常的气候变化。

2. 六淫

陈无择云："六淫者，寒、暑、湿、燥、风、热是也。"

淫：浸淫、侵害过度之意。六淫是风、寒、暑、湿、燥、火（热）六种外感病邪的总称，又称"六邪"。

3. 六气在什么情况下成为六淫

（1）六气太过或不及。

（2）非其时有其气。

《诸病源候论》曰："春时应暖而反大寒；夏时应热而反大凉；秋时应凉而反大热；冬时应寒而反大温，此非其时而有其气。"

（3）气候急剧变化，超越了机体的适应能力。

（4）人体正气不足，抵抗力下降，不能适应六气的正常变化而发病，此时的六气也成了六淫。

（二）致病的共同特点

1. 外感性

六淫之邪多从肌表、口鼻或两者同时受邪，都是从外感受，故又称"外感六淫"。

2. 季节性

六淫致病常有明显的季节性，因此六淫致病与季节气候有关，故又称"时令病"。如春季多温病，夏季多暑（热）病，秋季多燥病，冬季多寒病。

3. 地区性

六淫致病常与居处地区及环境有关。如久居潮湿地区易感湿邪为病；高温环境作业易患燥热之病。

4. 单一性和兼夹性

六淫之邪既可单一伤人致病，又可两种以上相互兼夹侵犯人体致病。如伤风、中暑、外感风热、痹证等。

5. 转化性

六淫之邪侵犯人体后，在一定条件下可以发生转化。如可随人体的体质不同，病证性质发生转化。如外感寒邪可入里化热，暑湿日久可化燥等。

（三）性质和致病特点

1. 风邪

（1）风为阳邪，其性开泄，易袭阳位。

（2）风善行数变。

（3）风为百病之长。

（4）风性主动。

2. 寒邪

（1）寒为阴邪，易伤阳气。

（2）寒性凝滞主痛。

（3）寒性收引。

3. 暑邪

暑为夏季之主气，乃火热之气所化。暑具有严格的季节性，独见于夏季。

（1）暑为阳邪，其性炎热。

（2）暑性升散，易伤津耗气。

（3）暑多夹湿。

4. 湿邪

（1）湿为阴邪，易阻遏气机，损伤阳气。

（2）湿性重浊。

（3）湿性黏滞。

（4）湿性趋下，易袭阴位。

5. 燥邪

> 温燥——初秋，有夏热之余气，燥与温热相合侵犯人体，热象明显
>
> 凉燥——深秋，有近冬之寒气，燥与寒凉相合侵犯人体，寒象明显

（1）燥性干涩，易伤津液。

（2）燥易伤肺。

6. 火（热）邪

（1）火（热）为阳邪，其性炎上。

（2）火（热）易伤津耗气。

（3）火（热）易生风动血。

（4）火（热）易致肿疡。

（四）湿邪与寒邪的比较

1. 相同点

寒、湿皆为阴邪，易伤阳气。

2. 不同点

（1）寒邪易伤卫阳、脾阳、心肾之阳，表现为局部或全身的寒象。湿邪易困阻脾阳，使脾失健运，表现为泄泻，水肿。

（2）寒邪致病，其分泌物、排泄物澄澈清冷。湿邪致病，其分泌物、排泄

物秽浊不清。

（3）寒性凝滞，其致病使气血运行不通，猝然作痛。湿性黏滞、重浊，其致病阻遏气机，使人困闷不爽，症状黏滞不爽，病程缠绵难愈，且易反复发作。

（4）寒性收引，其致病使气机收敛，肌腠收缩，汗孔闭塞，筋脉拘急，屈伸不利。湿性趋下，易袭人体阴位，以下部症状多见。

六淫不仅是致病因素，而且是对外感病证临床症状的概括和归类。六淫概括起来主要是温湿度的条件变化促使不同致病因子作用于机体而生病。如寒、暑、火属于温度的变化，湿与燥属于湿度的变化，风与温湿度皆有关。因此说六淫虽然来自自然气候的变化，但实际上已大大超过了自然气候变化的范围，其包括了生物致病因素和理化致病因素，对辨证论治有重要的意义。

三、七情

（一）基本概念

1. 七情

七情是指人的喜、怒、忧、思、悲、恐、惊七种情志变化，简称"五志"，是人们对外界环境各种刺激所做出的正常的情志反应，一般不会使人致病。

2. 内伤七情

七情致病，病从内生，直接影响有关内脏，使机体气血阴阳失调，脏腑功能失常，是内伤疾病的主要致病因素之一，故又称"内伤七情"。

《三因极一病证方论》曰："七情，人之常性，动之，则先自脏腑郁发。"

（二）致病原因

只有突然的、强烈的或持久的精神刺激，超越了人体正常的生理调节范围，或当机体心理承受能力下降时，不太强烈的情志刺激也可引起脏腑气血功能紊乱，阴阳失调而发生疾病。可见七情致病与个体耐受能力强弱有关。

生物学研究发现：紧张刺激、心理矛盾、皮质类固醇分泌升高时，由于动员心力应付紧张状态，造成体力过度消耗，致使机体免疫功能下降，与"情绪是癌细胞的活化剂"相吻合。

现代精神神经免疫学研究表明：一个人的情绪、意志力、应付能力等精神因素，能够强烈影响免疫系统的功能。

美国阿拉巴马大学一位博士领导的研究小组曾对 500 名男子、600 名女子进行了 18~20 年的追踪调查表明：经常处在高度紧张状态的中年男子，患高血压的可能性比情绪轻松的人要高一倍；情绪极其低落的人，患心脏病的可能性比一般人高一倍；在因心脏病猝死的人当中，情绪极度低落的人半年内死亡率比情绪正常的人高 2~3 倍。

（三）致病特点

《灵枢·百病始生》曰："喜怒不节则伤脏。"

1. 直接伤及内脏

首先伤及心神，以心、肝、脾三脏病证多见。

2. 影响脏腑气机

《素问·举痛论》曰："百病生于气也，怒则气上，喜则气缓，悲则气消，恐则气下，惊则气乱……思则气结。"

3. 情志活动与病势变化关系密切

在疾病过程中，由于情志的异常波动，使病情加重、恶化，甚至导致死亡。暴怒、暴喜易导致暴卒。

四、痰饮

（一）基本概念

痰饮是指人体脏腑功能失调，水液代谢障碍而产生的病理产物，其稠浊者为痰，清稀者为饮，合称"痰饮"。

津液代谢异常的产物还有水、湿。"水、湿、痰、饮"，四者同源异流，一般认为：水弥漫为湿，湿聚为水、水积成饮、饮凝成痰。相互之间可同时并存，或可转化滋生，故临床上常痰湿、水湿、痰饮、水饮并称。

（二）痰与饮的区别

1. 形状

$$\begin{cases} 痰——稠浊 \\ 饮——清稀 \end{cases}$$

《景岳全书》曰："痰之与饮，虽曰同类，而实有不同也……饮清澈而痰稠浊。"

2. 性质

$$\begin{cases} 痰得阳气煎熬灼液而成——痰热 \\ 饮得阴气凝聚而成——饮寒 \end{cases}$$

《临证指南医案》曰："然痰与饮虽为同类，而实有阴阳之别。阳盛阴虚则水气凝而为痰；阴盛阳虚，则水气溢而为饮。"

3. 所致病位

$$\begin{cases} 痰——广泛，可随气升降流行游溢全身，内而脏腑，\\ \qquad 外而筋骨皮肉 \\ 饮——局部，常局限机体某一部位，多停留于胸胁、\\ \qquad 胃肠、肌肤 \end{cases}$$

（三）分类

1. 有形之痰饮

$$\left.\begin{array}{l} 视之可见 \\ 闻之有声 \\ 触之可及 \end{array}\right\} 实质性的痰浊和水饮$$

2. 无形之痰饮

无形之痰饮是指一类特殊的病理变化，不见其形，只见其症，如头晕目眩、心悸、呕吐、神昏癫狂、肿块、苔腻、脉滑等，用治痰饮的方法治疗有效，因其无实质性的痰饮可见，故称之。主要是以临床征象为依据来进行分析。

（四）形成

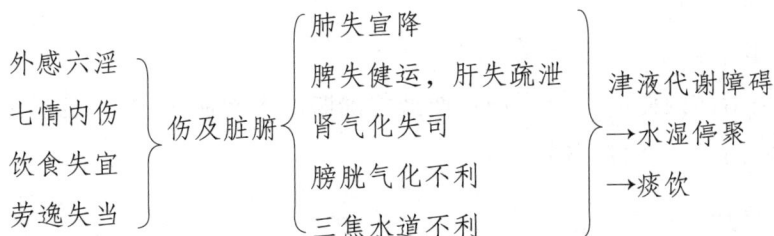

$$外感六淫 \atop 七情内伤 \atop 饮食失宜 \atop 劳逸失当 \Bigg\} 伤及脏腑 \Bigg\{ \begin{matrix} 肺失宣降 \\ 脾失健运，肝失疏泄 \\ 肾气化失司 \\ 膀胱气化不利 \\ 三焦水道不利 \end{matrix} \Bigg\} \begin{matrix} 津液代谢障碍 \\ \rightarrow 水湿停聚 \\ \rightarrow 痰饮 \end{matrix}$$

（五）致病特点

"百病多由痰作祟""凡有怪症，莫不由兹"。

（1）病位广泛，病证复杂，症状变化多端。

①痰浊上蒙清窍：头晕目眩、沉重。

②痰窜皮下、筋骨、肌肉：皮下结节、瘰疬、痰核，深部肿块，或成瘘管流溢脓血（阴疽流注）。

③痰结咽喉：咽中梗阻，吞之不下，吐之不出（梅核气）。

（2）痰阻经脉——气血运行不畅——肢体麻木，半身不遂。

（3）停滞脏腑——气机阻滞，功能失常。

①阻于肺：胸闷、咳嗽、喘促。

②困于脾：腹胀满、恶心呕吐、便溏。

（4）易于蒙蔽心神——神昏、癫狂、痴呆。

（5）病势缠绵，病程较长，痰饮乃水湿积聚而成，有黏滞重浊之性，其致病多缠绵难愈。

（6）舌苔滑腻，脉多弦、滑。

痰饮致病表现非常复杂，综合起来可归纳为咳、喘、悸、眩、呕、满、肿、痛等八大主症，结合舌象、脉象不难诊断。

（六）常见饮证

《金匮要略》曰："夫饮有四……有痰饮，有悬饮，有溢饮，有支饮。"

饮停部位不同，有不同病证，简称"四饮"。

五、瘀血

（一）基本概念

《说文解字》曰："瘀，积血也。"

瘀血是指体内血液运行不畅，血液停滞脏腑、经脉之中，或离经之血积于体内，未能消散，均称"瘀血"。

（二）形成

（1）外邪入侵
　内伤七情　｝气血功能失调
　饮食劳逸

　气虚——致瘀
　气滞——血行受阻——血瘀——瘀血
　血寒——血行不利，凝聚成瘀
　血热——热入营血，血热搏结——灼伤阴津，血液黏滞

《医林改错》曰："血受寒则凝结成块，血受热则煎熬成块。"

（2）各种内外伤，使血离经脉，积于体内，未能及时消散而成。

《灵枢·贼风》曰："若有所堕坠，恶血在内而未去。"

此外，还有"久痛必瘀""久病从瘀"之说。

（三）致病特点

1. 共同特点

（1）疼痛刺痛，拒按，昼轻夜重，固定不移。

《医林改错》曰："凡肚腹疼痛总不移动，是瘀血。"

（2）肿块：固定不移，积于体内，久聚不散，多为癥积——质硬，压痛。外伤体表——局部青紫肿胀。

（3）出血：血色紫暗，夹有血块。

《血证论》曰："血初离经，清血也，鲜血也……离经既久，则其血变作紫血。"

（4）望诊发绀：面部、口唇、爪甲青紫、舌紫暗或有瘀点、瘀斑，久瘀面

色黧黑，肌肤甲错，皮下紫斑。

（5）脉诊涩脉或沉弦，或结代。

2. 瘀阻部位不同，病证不同，症状各异

（1）瘀阻在心：心悸，胸前憋闷疼痛，唇舌青紫，神志不清、发狂。

（2）瘀阻在肺：胸痛，咯血暗红或夹血块。

（3）瘀阻肝脾：两胁肿块，疼痛拒按。

（4）瘀阻肠胃：脘腹疼痛，呕血，柏油样大便。

（5）瘀阻胞宫：小腹疼痛，月经不调，血色紫暗有块，或闭经，或崩漏。

（6）瘀阻四肢：局部冰冷，皮色暗红或青紫，坏死（脱骨疽）。

第七章　治疗原则

一、治病求本——中医治病的主导思想

治病求本，是整体观念与辨证论治在中医治疗观中的体现。在治疗疾病时，必须探求疾病的根本原因（病因病机），并针对根本原因进行治疗。

$$
治则的主要内容
\begin{cases}
治标与治本 \\
正治与反治 \\
调整阴阳 \\
扶正与祛邪
\end{cases}
$$

二、三因制宜

治疗疾病要根据季节、地域以及人体的体质、性别、年龄等不同而制定适宜的治疗法则。

（一）因时制宜

1.含义

因时制宜是根据不同季节气候的特点，对人体的不同影响，制定适宜的治法和方药，又称"四时异治"。

2.用法

（1）"用寒远寒，用凉远凉"——秋冬寒凉气候，当慎用寒凉药物以防苦寒伤阳。如"冬不用石膏"。

（2）"用温远温，用热远热"——春夏温热气候应慎用辛温发散之品，以免开泄太过，耗伤气阴。如"夏不用附桂"。

（3）夏天暑邪致病多兼湿邪，故治病要注意清暑化湿。

（4）秋天气候干燥，治病慎用香燥之品，宜用辛凉润燥。

（二）因地制宜

1. 含义

因地制宜是根据不同地区的地理特点、气候条件以及人们生活习惯的差异，制定适宜的治法和方药，又称"五方异治"。

《素问·五常政大论》曰："西北之气，散而寒之；东南之气，收而温之，所谓同病异治也。"

2. 用法

（1）西北地区：地高，气候寒冷干燥，人们体质较壮，腠理致密，病多内伤或外寒里热，治宜散外寒，清里热，药量宜重。

（2）东南地区：地低，气候温热潮湿，人们体质较弱，腠理疏松，病多外感、痈疡或生内伤，治宜敛阳气，温内寒，药量宜轻。

（三）因人制宜

1. 含义

因人制宜是根据患者的体质，年龄，性别及生活习惯等不特点，制定适宜的治法和方药。

2. 方法

（1）体质

$$\begin{cases} \text{阳胜或阴虚之体——宜寒凉，慎温热} \\ \text{阴胜或阳虚之体——宜温热，慎寒凉} \\ \text{体质强盛——药量宜重} \\ \text{体质瘦弱——药量宜轻} \end{cases}$$

（2）年龄

老人生理功能减退，气血阴阳亏虚，病多虚证，或虚实夹杂，多用补法，慎用攻下，药量宜轻。小儿生机旺盛，但气血阴阳未充，脏腑娇嫩，其病易寒易热易虚易实，病情变化快，忌投峻攻，少用补益，药量宜轻。故有"老年慎泻""少年慎补"之说。

（3）性别：妇女有经、带、胎产的生理特点，故应注意：在经行期、妊娠期时，峻下、破血、滑利、走窜伤胎或有毒之品当禁用或慎用。带下，应注意祛邪。产后应注意：是否恶露已尽或气血亏虚，宜采用适宜的方药。朱丹溪曰："产前当清热养血。"故临床有"产前宜凉，产后宜温"之说。

$$\begin{cases} 男子以气为主，精气易虚，多劳损内伤 \\ 女子以血为本，阴血易亏，多情志怫郁 \end{cases}$$

三因制宜充分体现了中医治病的整体观念和辨证论治在实际应用上的原则性与灵活性。

第八章　诊治方法

一、诊断方法

四诊合参：任何致病因素作用到人体，局部的可以影响到全身，全身的也可以显现在局部，所以说"有诸内必行诸外"。中医诊病就是根据这个规律，通过望、闻、问、切四种方法对患者做全面调查，从体表表现出来的症状、体征、疾病发生发展的过程，以收集辨证资料，为治疗提供依据。《医宗金鉴》曰："望以目察、闻以耳占、问以言审、切以指参，明斯诊道，识病根源，能合色脉，可以万全。"指出了诊法必须四诊合参，才能做出正确诊断。

（一）望诊

望诊是对患者全身各部及其排泄物等进行有目的的观察，以而获得辨证资料。通常会分为总体望诊和分部望诊。

【望诊歌】

一望动态面色神，二望眼鼻与口唇。

三发四甲五胸背，六项七喉八牙龈。

九望大肉与皮肤，十望九窍排出物。

舌质舌苔须详辨，红白干湿各有殊。

诊妇问望经带色，小儿指纹莫疏忽。

（二）闻诊

闻诊是运用听觉和嗅觉来辨识患者的异常声音和气味的一种诊断方法。包括闻声音和嗅气味两部分内容。

【闻诊歌】

一闻发音二呼吸，三语四咳五嗳气。

六叹七哭八呃逆，九闻气味十喷嚏。

（三）问诊

问诊是通过对患者或其监护人的询问，以了解疾病的发生、发展和治疗经过，以及本次就诊时的自觉症状等一系列情况，以此收集辨证资料的方法。

【问诊歌】

一问寒热二问汗，三问饮食四问便。

五问头身六胸腹，七聋八渴九睡眠。

十问旧病与诱因，再兼服药参机变。

妇女尤必问经期，迟早崩漏带胎产。

小儿痘疹父母病，起居惊恐食风寒。

（四）切诊

用切按的方法来帮助了解患者疾病的情况称为切诊，包括脉诊和按诊两部分内容。

（1）脉诊：脉诊是医生用示、中、无名指三指的指端、切按患者桡动脉的寸、关、尺三部，以诊查患者的脉搏变化。

【脉诊方法】

脉诊部位取寸口，寸关尺部仔细寻。

左部主查心肝肾，右查肺脾与命门。

一息脉来四五至，辨脉须察浮中沉。

【脉象类别】

浮洪革大濡散虚，沉牢伏芤弱微细。

迟涩短缓紧结代，数滑促动弦长实。

真脏脉见病垂危，七绝诊法需另记。

【六纲脉】

六纲脉包括：浮、沉、迟、数、虚、实。

①浮脉类：浮脉与洪脉、濡脉、散脉、芤脉、革脉以脉位表浅而相类，故均列入浮脉类。

②沉脉类：沉脉与伏脉、牢脉、弱脉以脉位在肌肉深层而相类，故均列入沉脉类。

③迟脉类：迟脉与缓脉、涩脉、结脉以至数缓慢而相类，故均列入迟脉类。

④数脉类：数脉与疾脉、动脉、促脉以至数快速而相类，故均列入数脉类。

⑤虚脉类：虚脉与细脉、微脉、短脉、代脉以其脉动应指无力相类，故均列入虚脉类。

⑥实脉类：实脉与滑脉、长脉、弦脉、紧脉以其脉动应指有力相类，故均列入实脉类。

（2）按诊

触摸病处号按诊，部位感觉均应分。

皮肤头面前囟门，胸腹腰背四肢匀。

温度润燥与肿疼，痞块腧穴须详审。

二、常用治法（治疗八法）

程钟龄在《医学心悟》中，把药物治病归纳为"汗、吐、下、和、温、清、消、补"八种治疗方法。

1. 汗法

汗法是通过开泄腠理、调畅营卫、宣发肺气等方法，使在表的六淫之邪随汗而解的一类治法。适用于一切外感疾病，水肿和疮疡初期以及麻疹将透未透时。常用的有辛温发汗、辛凉发汗、滋阴发汗、助阳发汗、发汗蠲饮等。

注意事项：凡剧烈呕吐后，淋漓、疮疡日久和失血者皆不宜汗，必须使用时，当顾忌其本。使用发汗药，以微微汗出为度，不可太过，且须禁食生冷、油腻、厚味。汗后谨避风冷。

2. 吐法

吐法是通过涌吐的方法，使停留在咽喉、胸膈、胃脘的痰涎、宿食、有毒物质等从口中吐出的一种治法。适用于痰涎壅盛，食积停滞在胃，或误食毒物尚在胃中者。常用的有寒吐、热吐、峻吐、缓吐等。

注意事项：病势危笃，老弱气衰者，失血者，喘息不安者，脚气上冲者，妊娠及产后者，皆不宜用。使用吐法，可让患者洗净手指以探喉，一次吐净，不易反复使用。吐后稍停片刻进糜粥调养，忌食生冷硬食，并谨避风寒。

3. 下法

下法是通过荡涤肠胃、通泄大便的方法，使停留于肠胃的有形积滞从下窍排出的一种治法。适用于邪在胃肠，燥粪停结，热结于里，以及蓄水、蓄血、痰滞、虫积等。常用的有寒下、温下、润下、逐瘀、逐水、泻痰等。

注意事项： 病邪在表，老年津枯，素体虚弱，阳气衰微，营血亏虚，妊娠及经期均不宜下。

4. 和法

和法是通过和解或调和的方法，使半表半里之邪，或脏腑、阴阳、表里失和之证得以解除的一种治法。常用于邪在半表半里，营卫不和，肝郁气滞之月经不调，肝旺脾虚之腹疼泄泻，肝气犯胃之胁痛纳呆等。常用的有和解少阳、调和营卫、疏肝调经、疏肝补脾、疏肝和胃等。

注意事项： 病邪在表，未入少阳者，实邪入里者，三阴寒证者，均不宜用和法。常用的有和解少阳、调和阴阳、疏肝调血、疏肝补脾、疏肝和胃等。

5. 温法

温法是通过温散里寒的方法，使在里的寒邪得以消散的一种治法。适用于寒邪直中三阴，热证转变为寒证者。常用的有温中散寒、温经散寒、回阳救逆等。

注意事项： 内热火炽的真热假寒者，内热火炽的吐衄、便血者，阴虚津亏者，均不宜温法。

6. 清法

清法是通过清热、泻火、凉血、解毒等方法，以解除在里之热邪的一种治法。适用于热病表证已解，或表里俱热者。常用的有清热生津，清热泻火、清营透热、清热凉血、清热养阴、清热开窍、清热降火、清脏腑热等。

注意事项： 表邪未解，阳气郁闭的发热者，素体虚弱，真寒假热者，气虚或血虚的虚热者不宜用清法。凡用清法，忌食辛辣食品。

7. 消法

消法是通过消食导滞、行气活血、化痰利水、驱虫等方法，使气、血、痰、食、水、虫等有形之邪渐消缓散的一种治法。适用于气、血、痰、食、水等结聚不解，形成的癥瘕积聚、痞块、水肿等。常用的有消坚磨积、行气消瘀，活血软坚、消食导滞、消痰化饮、消水散肿等。

注意事项： 脾虚的鼓胀肿满者，阴虚热病者，血虚经闭者，禁用。气虚水泛成痰者慎用。

8. 补法

补法是通过滋养补益的方法，以恢复人体正气，治疗各种虚证的一种治法。适用于各种虚弱不足的病证。常用的有补气、补血、补阴、补阳等。

注意事项：补法要照顾好脾胃，大实有赢（léi）状者禁补，邪盛正衰时忌用纯补，补剂中通常放小剂量理气药，防止"虚不受补"。

蒲辅周八法运用：汗而勿伤，吐而勿缓，下而勿损，和而勿泛，温而勿燥，寒而勿凝，消而勿伐，补而勿滞。

第九章　药物知识

一、采药宜忌

【原文】药有阴干曝干，採造时月，生熟，土地所出，真伪，陈新，并各有法。——《本草纲目》

【释义】采集药材，有宜阴干者，薄荷、细辛之类。阴干，保留其芳香气味，暴晒则使其味减也。有宜暴晒者，山药、黄肉之属，阴干易霉也。就采集时节而言，取根茎者，宜在深秋八月至早春二月前，谓春初津润始萌，枝叶未生，势力淳厚也。至秋，枝叶干枯，津液归下，根茎势浓。花、实、茎、叶则各随其成熟之时而取之。又有药品，其物虽同，而产地不同，则药效不一也。即使一地一物，采时不同，其效殊然。更有药品真伪，必当细辨。药品新陈，作用不一，菊花宜新，橘皮宜陈。总之，各种药物的采集收纳，都有不同的要求，必随其所宜而取之。

二、药有宜用法

【原文】药性有宜丸者，宜散者，宜水煮者，宜酒渍者，宜膏煎者，亦有一物兼宜者，亦有不可入汤酒者，并随药性，不得违越。——《本草纲目》

【释义】药物气、味、形、质不同，有的宜做丸，有的宜做散，有的宜水煮，有的宜酒浸，有的宜做膏或煎剂，也有的能多种用法，有的不能入汤剂，有的不能用酒浸。要应合药物的气、味、形、质和治疗的需要，不能违背这些法则。

【原文】凡药火制四，煅、煨、炙、炒是也；水制三，浸、泡、洗也；水火共制二，蒸、煮也。酒制升提；姜制温散；入盐走肾而软坚；用醋注肝而收敛；童便制，除劣性而降下；米泔制，祛燥性而和中；乳制润枯生血；蜜制甘缓宜元；陈壁土制，借土气以补中州；面裹曲制，抑酷性勿伤上膈；黑豆、甘草汤渍，并

解毒致令平和；羊酥、猪脂涂烧，咸渗骨容易脆断；去穰者免胀，去心者除烦。此制治各有所宜也。——《本草备要》

【释义】药物加工方法，用火制的方法有煅、煨、炙、炒四种。煅是用陶具将药物烙至需要的火候。煨是用面或泥将药物包起，置火中烧熟。炙是用蜜水或醋或其他需要的液体将药物浸透，再放锅中炒至需要的火候。炒是将药物放锅中炒至需要的程度。用水制的方法有浸、泡、洗三种。浸是用需要的液体将药物浸透后备用。泡是将干燥的药物泡透，便于切碎。洗是为了除去药物的泥土等脏物。

水火共制的方法有蒸、煮两种。蒸是用笼将药物蒸熟，煮是用水或需要的药液将药物煮沸，以去掉药物的毒副作用。药物经过酒制，可以增加上行的效果；用姜制，能增加温散的作用；用盐制使药物入肾，可软坚散结；用醋制可以使药物入肝经，起到收敛的作用；用童便制可驱除药物的烈性，使药力下行；米泔水制能去药物的燥性，起到调和脾胃的作用；用乳制可以滋润枯燥，起到生血的作用；蜜制味甘甜，有利于培补元气；陈壁土制，可借土气补养脾胃；面裹曲制，能抑制药物的酷性，使药物不损害上膈；用黑豆或甘草汤浸渍，能解毒使药性平和；用羊脂或猪脂涂烧，使脂质渗入到深处，容易使药物变脆容易断碎；去穰是为了免得服药后腹胀；去心是为了解除心烦；这些不同的加工方法，分别有利于不同的病情。

【原文】治至高之病者，以酒煎。祛湿以生姜引。补元气以大枣引。发散风寒以葱白引。去膈上痰以蜜引。通秘结以铁锈水引。回胃气以陈壁土引。散者，细末也，不寻经络，止去胃中及脏腑之积气。去下部之疾者，其丸极大而光。中焦者丸如梧桐子大。上焦者丸如绿豆大。发散药用酒糊。收敛用醋糊。调理脾胃用神曲糊。祛湿用姜汁糊。滴水丸者，取其易化也。炼蜜丸者，取其缓化，而气寻经络也。用蜡丸者，取其难化，而旋旋取效也。——《药鉴·用药丸散例》

【释义】病情有轻重缓急的不同，病位有上下内外的不同。病重须急救，宜用汤剂以荡之，或峻下以逐瘀，或峻补回元气，或收摄以固脱。病轻的可用丸剂或散剂，或膏剂滋补之。病在内的用攻逐或软坚化积法。虚弱的宜补益，虚不受补可补泻同用以调之。在上的吐而越之，在外的汗而发之。在上的病，用酒引。祛湿药用生姜引。补气药用大枣引。发散药用葱白引。去膈上痰饮用蜂蜜引。通秘结药用铁锈水引。回胃气用陈壁土引。散剂不寻经络，可去胃和脏腑的积气。治下部的病，用大蜜丸。治中焦病用梧桐子大的丸剂。治上焦病用绿豆大的丸剂。发散药用酒糊丸。收敛药用醋糊丸。调理脾胃用神曲糊丸。祛湿用姜汁糊丸。用滴水丸是为了容易溶化，快速起效。炼蜜丸是为了缓缓溶化，药力寻经络布散。用蜡丸是为了不使速化，旋旋起效。

三、用药法度

【原文】若用毒药疗病，先起如黍粟，病祛即止，不祛倍之，不祛十之，取去为度。疗寒以热药，饮食不消以吐药。鬼疰（zhù）蛊毒以毒药，痈肿疮瘤以疮药，风湿以风湿药，各随其所宜。——《本草纲目》

【释义】用毒药治疗疾病，初起宜小量，如黍米大一丸，邪去即可停药，邪未去，逐渐加量，以驱逐邪出为度。治疗寒病用热药，治疗热病用寒药，饮食积滞肠胃，可以通下法，可以催吐法，所谓土郁夺之也。突如其来的劣性流行病，或是蛊毒恶疾，需用有毒的药物。痈疽疮疖、肿瘤需用治疗疮疡的药物。风湿所致的疾病，用驱风除湿药。用药的法度，以能切中病机为原则。

【原文】毒药攻邪，五谷为养，五果为助，五畜为益，五菜为充。气味和合而服之，以补益精气。此五者，有辛、甘、酸、苦、咸，各有所利，或散或收，或缓或急，或坚或软，四时五脏，病随五味所宜也。——《素问·脏气法时论》

【释义】用毒药攻逐病邪，需用五谷（粳米、大豆、小豆、麦、黄黍）来充养五脏之气；五果（桃、李、杏、栗、枣）帮助五谷以营养人体；五畜（牛、狗、羊、鸡、猪）用以补益五脏；五菜（葵、藿、薤、葱、韭）用以充养脏腑，气味和合而服之，可以补益人的精气。这五类食物，各有酸、苦、甘、辛、咸的不同气味，各有利于某一脏气，或散，或收，或缓，或急，或软，或坚，在运用时，要根据春、夏、秋、冬四时和五脏之气的偏盛偏衰，及五脏的苦欲等不同情况，各随其所宜而区别选用。

【原文】气有高下，病有远近，症有中外，治有轻重，适其至所为故也。——《素问·至真要大论》

【释义】药物四气有走上走下之分，病所有远近之别，症状有内外之异，治疗须分轻重缓急，使药到病所为目的。经云："有者责之，无者责之。"勿使药物诛伐无过也。

四、四气五味

【原文】 凡药寒热温凉，气也；酸苦甘辛咸，味也。气为阳，味为阴。气厚者，为阳中之阳，薄者，为阳中之阴；味厚者，为阴中之阴，薄者，为阴中之阳。气薄则发泄（表散），厚则发热（温燥）。味厚则泄（降泻），薄则通（利窍渗湿）。辛甘发散为阳，酸苦涌泄为阴，咸味涌泄为阴，淡味渗泄为阳。轻清升浮为阳，重浊沉降为阴。阳气出上窍，阴味出下窍。清阳发腠理，浊阴走五脏；清阳实四肢，浊阴归六腑。此阴阳之义也。——《本草备要》

【释义】 所有的药物都有寒热温凉四气，酸苦甘辛咸五味，气为阳，味为阴。气厚者为阳中之阳，气薄者为阳中之阴；味厚者为阴中之阴，味薄者为阴中之阳，气薄者能发散表邪，气厚者能温阳发热。味厚者则降泄，通腑泻浊；味薄者能利窍渗湿。辛甘发散者属阳，酸苦涌泄者属阴。味淡者能渗泻为阳，气清质轻者升浮上行为阳，味浊质重者下行沉降为阴；清阳之气从上窍耳、目、口、鼻发散出来；浊阴之味，从前后二阴排出体外。清阳之气能发泄腠理，浊阴之味能充实五脏。清中之浊者充实四肢，浊中之浊者归于六腑。这就是药物气味阴阳的特点。

药物之味，酸味能收、能涩；苦味能泻、能燥、能坚；甘味能补、能和、能缓；辛味能行、能散、能润；咸味能润下、能软坚；淡味能利窍、能渗泻。味厚者为阴，如大黄；味薄者为阴中之阳，如泽泻。气厚者为阳，如肉桂；气薄者为阳中之阴，如茯苓。味厚则涌泄，咸、苦、酸寒者是也；味薄则通，辛、苦、咸平者是也。气厚者为阳，气厚则发热，辛、甘、温热者是也，如熟附子。气薄者为阳中之阴，气薄则渗泻，甘、淡、凉平者是也。渗为小汗，如防风；泄谓利小便，如泽泻。

凡药都有各自的气和味，味还有淡味的，气还有平性的，但平性的药总有偏寒偏热的不同。寒者，凉之甚，热者，温之极。四气中各有五味，寒药有黄连之苦，金银花之甘，白芍之酸，石膏之辛，玄参之咸。五味中亦各有四气，辛味有石膏之寒，附桂之热，半夏之温，薄荷之凉。气者，天也，味者，地也。夫病有新旧，方有补泻，使用药物搭配方剂以疗病，总要以恰中病机为原则。

【原文】 五味入胃，各归所喜。酸先入肝，苦先入心，甘先入脾，辛先入肺，

咸先入肾，久而增气，物化之常也。气增而久，夭之由也。——《素问·至真要大论》

【释义】五味入胃，各有所喜去的部位。酸味入肝为温，苦味入心为热，辛味入肺为清，咸味入肾为寒，甘味入脾四气兼有，五脏皆因增其味而益其气。故各从本脏之气，日久从化。夫一阴一阳谓之道，偏阴偏阳谓之疾，阳剂刚胜，积若燎原、为消渴、狂躁、痈疽之类的病，俾天癸竭而荣血干涸。阴剂柔胜，积若凝冰，为洞泄寒中之病，则真火微而卫气散。故凡用药当权衡适度，气平而止，有所偏助，则令脏气不平，这便是导致夭亡的原因。

附：《四圣心源·五味根源》

木曰曲直，曲直作酸。火曰炎上，炎上作苦。金曰从革，从革作辛。水曰润下，润下作咸。土爱稼穑，稼穑作甘。火性炎上，上炎则作苦，水性润下，下润则作咸。木性升发，直则升而曲则不升，郁而不升，是以作酸。金性降敛，从则降而革则不降，滞而不降，是以作辛。使坎离交姤，龙虎回环，则火下炎而不苦，水上润而不咸，木直升而不酸，金从降而不辛。

金木者，水火所由以升降也。木直则肾水随木而左升，金从则心火随金而右降，木曲而不直，故肾水下润，金革而不从，故心火上炎。而交济水火，升降金木之权，总在于土。土者，水火金木之中气，左旋则化为火，右转则化金水，实四象之父母也。不苦、不咸、不酸、不辛，是以味甘。己土不升，则水木下陷，而作酸咸。己土不降，则火金上逆，而作苦辛。缘土主五味，四象之酸苦辛咸，皆土气之中郁也。四象之内，各含土气，土郁则传于四脏，而作诸味。调和五脏之源，职在中宫也。

五、升降沉浮

凡药轻虚者浮而升，重实者沉而降。味薄者升而生（像春），气薄者降而收（像秋），气厚者浮而长（像夏），味厚者沉而藏（像冬），味平者化而成（像长夏）。气厚味薄者浮而升，味厚气薄者沉而降，气味俱厚者能浮能沉，气味俱薄者可升可降，酸咸无升，辛甘无降，寒无浮，热无沉，此升降浮沉之意也。——《本草备要》

味薄者升：甘平、辛平、辛微温、微苦平之药是也。气薄者降：甘寒、甘凉、甘淡寒凉、酸温、酸平、咸平之药是也。气浓者浮：甘热、辛热之药是也。味浓者沉：苦寒、咸寒之药是也。气味平者：兼四气四味，甘平、甘凉、甘温、甘辛平、甘微苦平之药是也。……升者引之以咸寒，则沉而直达下焦；沉者引之以酒，则浮而上至巅顶。此非窥天地之奥而造化之权者，不能至此。一物之中，有根升梢降，生升熟降，是升降在物，亦在人也。——《本草纲目》

李杲曰："夫药有温、热、寒、凉之气，辛、甘、酸、苦、咸之味也。升降浮沉之相互，厚薄阴阳之不同。一物之中，气味兼有，一药之中理性具焉。或气一而味殊，或味同而气异，气象天，温热者，天之阳，寒凉者天之阴。天有阴阳，风寒暑湿燥火，三阴三阳上奉之也。味象地，辛、甘、淡者地之阳，酸、苦、咸者，地之阴。地有阴阳，金木水火士，生长化收藏下应之地。气味薄者，轻清成象，本乎天者，亲上也。气味厚者，重浊成形，本乎地者，亲下也。"药有升降浮沉、气味厚薄的阴阳不同。一物之中，便有四气，如辛味者，石膏寒，附桂热，半夏温，薄荷凉也。夫气者，天也，温热者，天之阳，寒凉者，天之阴。阳则升，阴则降。味者，地也，辛、甘、淡者，地之阳，酸、苦、咸者，地之阴。阳则浮，阴则沉。有用其气者，有用其味者，有气味兼用者。有一物一气一味者，有一物三味者；有一物一气者，有一物两气者。或生熟异气味，或根苗异气味。或温多而成热，或凉多而成寒，或寒热各半而成温，或寒热各半，昼服从热而升，夜服从寒而降。况四时不同，不可不辨也。——《本草纲目》

药有升降浮沉化，生长收藏成。但言补之以辛、甘、温、热及气味之薄者，即助春夏之升浮，便是泻秋冬之收藏也，在人之身，肝、心是矣。但言补之以酸、苦、咸、寒及气味之厚者，即助秋冬之沉降，便是泻春夏之生长也，在人之身，肺、肾是也。淡味之药，渗即为升，泄即为降，佐使诸药是也。用药者，循此则生，逆此则死，纵令不死，亦危困矣。——《本草纲目》

王好古曰："升而使之降，须知抑也。沉而使之浮，须知载也。辛散也，而行也横；甘发也，而行之也上；苦泄也，而行之也下；酸收也，其性缩；咸软也，其性舒，其不同如此。鼓掌成声，沃火成沸，二物相合，象在其间也。五味相制，四气相合，其变可轻用哉。"——《本草纲目》

六、药物归经

【原文】凡药色青、味酸、气臊，性属木者，皆入足厥阴肝、足少阳胆经（肝与胆相表里，胆为甲木，肝为乙木）。色赤、味苦、气焦，性属火者，皆入手少阴心、手太阳小肠经（心与小肠相表里，小肠为丙火，心为丁火）。色黄、味甘、气香，性属土者，皆入足太阴脾、足阳明胃经（脾与胃相表里，胃为戊土，脾为己土）。色白、味辛、气腥，性属金者，皆入手太阴肺、手阳明大肠经（肺与大肠相表里，大肠为庚金，肺为辛金）。色黑、味咸、气腐，性属水者，皆入足少阴肾、足太阳膀胱经（肾与膀胱相表里，膀胱为壬水，肾为癸水。凡一脏配一腑，腑皆属阳，故为甲、丙、戊、庚、壬，脏皆属阴，故为乙、丁、己、辛、癸也）。十二经中，惟手厥阴心包、手少阳三焦经无所主，其经通于足厥阴、少阳。厥阴主血，诸药入肝经血分者，并入心包；少阳主气，诸药入胆经气分者，并入三焦。命门相火，散行于胆、三焦、心包络，故入命门者，并入三焦。此诸药入诸经之部分也。——《本草备要》

【释义】此按五色、五味、五脏的配属，对药物归经进行了归纳，这对部分药物是适用的，但并非皆然，如白及味苦，但不入心而取其色白入肺。茯苓色白，但不入肺而取其味甘淡入脾利水，入心安神。《本草备要》曰："药之为物，各有形性气质，其入诸经，有因形相类者，如连翘似心而入心；荔枝核似睾丸而入肾之类。有因性相从者，如属木者入肝，属水者入肾；润者走血分，燥者走气分。本天者亲上，本地者亲下之类。自然之理，可以得意也。人之五脏应五行，金、木、水、火、土，子母相生。经云：虚则补其母，实则泻其子。又曰：子能令母实，母能令子虚，如肾为肝之母，心为肝之子，故入肝者并入肾与心。肝为心之母，脾为心之子，故入心者并入肝与脾。心为脾之母，肺为脾之子，故入脾者并入心与肺。脾为肺之母，肾为肺之子，故入肺者并入脾与肾。肺为肾之母，肝为肾之子，故入肾者并入肺与肝。此五行相生，子母相应之义也。"

七、服药时间

【原文】病在胸膈以上者，先进食后服药；病在心腹以下者，先服药后进食；病在四肢血脉者，宜空腹而在旦；病在骨髓者，宜饱满而在夜。——《本草纲目》

【释义】胸膈以上的病症，宜饭后服药；心腹以下的病症，宜饭前服药。服药时间，意在使药近病处也。日旦，阳气始发，人起四肢动作，易使药力行于四指血脉。饱食在夜服药，药力入深，使药易入骨髓也。

八、药有七情

【原文】药有单行者，有相须者，有相使者，有相畏者，有相恶者，有相反者，有相杀者，凡此七情，合和视之。用相须相使者良，勿用相杀相反者。若有

毒宜制，可用相畏相杀者，不尔，勿合用也。——《本草纲目》

【释义】有单用一味药物治病的，如心气暴脱用独参汤，称单行。有需要两味性能相近的药物同用，以互相增强疗效的，如知母配黄柏，称相须。有两种以上的药物同用，以一种药物为主，其余药物做辅助的，如冬花配杏仁，称相使。有利用一种药物，抑制另一种药物有害成分的，如半夏配生姜，称相畏。有一种药物能减少另一种药物作用的，称相恶，如黄芩配生姜，减少了生姜的温性。有的药物不能合用，若合用能产生毒性的，称相反，如乌头配半夏。有的药物能消除另一种药物的毒性反应，如绿豆能杀巴豆毒，称相杀。大体来说，药物配伍的这七种情况，需要配方时互相参照，最好的配伍方法，是选用相须相使的药物。不要用相恶相反的药物配伍。有毒的药物，要先用适当的炮制方法，在恰当的炮制方法中，可以用相畏相杀的配伍。不然，就不要合用了。

1."十八反"歌（《本草纲目》）

> 本草名言十八反，半蒌贝蔹及攻乌，
> 藻戟遂芫俱战草，诸参辛芍叛藜芦。
> 甘草反海藻、大戟、甘遂、芫花。
> 乌头反半夏、瓜蒌、贝母、白蔹（liǎn）、白及。
> 藜芦反人参、沙参、丹参、元参、苦参、芍药、细辛。

2."十九畏"歌（《药鉴》）

> 硫黄原是火中精，朴硝一见便相争。
> 水银莫与砒霜见，狼毒最怕密陀僧。
> 巴豆性烈最为上，偏与牵牛不顺情。
> 丁香莫与郁金见，牙硝难合京三棱。
> 川乌草乌不顺犀，人参最怕五灵脂。
> 官桂善能调冷气，若逢石脂便相欺。
> 大凡修合看顺逆，炮熁炙煿莫相依。

九、各经专主泻火药——《药鉴》

黄连泻心火，白芍泻肝火，木通泻小肠火，石青泻胃火，枯芩泻肺火，条芩泻大肠火，知母泻肾火，黄柏泻膀胱火，滑石泻六经火，栀子泻屈曲火，柴胡佐黄芩泻三焦火，佐黄连泻胆火。

注：屈曲火，谓郁热之火、五志郁结所化之火。

十、六陈药——《药鉴》

枳壳陈皮与半夏，茱萸狼毒及麻黄。

六般之药宜陈久，入药方显功效良。

陈皮须用隔年者，麻黄三载始堪行。

大黄必用锦纹者，不过三年力不全。

医家不用新荆芥，木贼从来不用鲜。

芫花本是阴中物，不怕如丝烂似绵。

十一、饮食禁忌——《本草纲目》

猪肉：忌生姜、荞麦、葵菜、胡荽、梅子、炒豆、牛肉、马肉、羊肝、鹿肉、驴肉、龟、鳖、鹌鹑。

猪肝：忌鱼鲙、鹌鹑、鲤鱼肠子。

羊肉：忌梅子、小豆、豆酱、荞麦、鱼鲙、猪肉、醋、酪、鲊。

胡荽：忌猪肉。

苋菜：忌蕨、鳖。

白狗血：忌羊、鸡。

牛肝：忌鲇鱼。

驴肉：忌荆芥茶、猪肉、凫茈。

马肉：忌苍耳、仓米、粳米、生姜、猪肉、鹿肉。

鸡肉：忌胡蒜、芥末、生葱、糯米、李子、鱼汁、狗肉、鲤鱼、兔肉、鳖肉、獭肉、野鸡。

鸡子：忌同鸡。

野鸭：忌胡桃、木耳。

鸭子：忌李子、鳖肉。

雀肉：忌李子、酱、诸肝。

鲫鱼：忌芥菜、蒜、糖、猪肝、鸡雉、鹿肉、猴肉。

青鱼：忌豆藿。

鲤鱼：忌猪肝、鸡肉、狗肉、葵菜。

鹌鹑：忌木耳、菌子。

兔肉：忌生姜、陈皮、芥末、鸡、鹿肉、獭肉。

牛奶：忌生鱼、酸物。

牛肉：忌黍、米、韭薤、栗子、生姜、猪肉、狗肉。

犬肉：忌菱角、蒜、牛肠、鲤鱼、鳝鱼。

羊心肝：忌梅、小豆、生椒、苦笋。

猪心肺：忌饴糖、白花菜、吴茱萸。

黄鱼：忌荞麦。

鲈鱼：忌乳酪。

鳅鳝：忌狗肉、桑柴煮。

螃蟹：忌荆芥、柿子、橘子、软枣。

李子：忌蜜、浆水、鸭、雀肉、鸡、獐。

桃子：忌鳖肉。

枇杷：忌热面。

银杏：忌鳗鲡（lí）。

诸瓜：忌油饼。

荞麦：忌猪肉、羊肉、雉肉、黄鱼。

绿豆：忌榧子（同食杀人）、鲤鱼鲊（zuò）

生葱：忌蜜、鸡、枣、狗肉、杨梅。

梅子：忌猪肉、羊肉、獐肉。

鲟鱼：忌干笋。

鲐鱼：忌牛肝、鹿肉、野猪肉。

鳖肉：忌苋菜、芥菜、薄荷、桃子、鸡子、鸭肉、猪肉、兔肉。

虾子：忌猪肉、鸡肉。

橙橘：忌槟榔、獭肉。

枣子：忌葱、鱼。

杨梅：忌生葱。

慈姑：忌茱萸。

砂糖：忌鲫鱼、笋、葵菜。

黍米：忌葵菜、蜜、牛肉。

炒豆：忌猪肉。

韭薤：忌蜜、牛肉。

胡蒜：忌鱼鲙、鱼鲊、鲫鱼、狗肉、鸡肉。

白菜花：忌猪心肺。

生姜：忌猪肉、牛肉、马肉、兔肉。

干笋：忌砂糖、鲟鱼、羊心肝。

胡桃：忌野鸭、酒、雉。

栗子：忌牛肉。

木耳：忌雉肉、野鸭、鹌鹑。

芥末：忌鲫鱼、兔肉、鸡肉、鳖。

下篇

中医入门经典读本

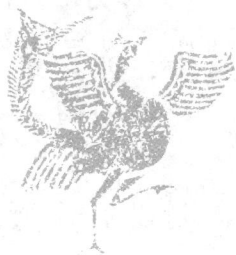

第十章
《医学三字经》诵读

医学源流

医之始，本岐黄，灵枢作，素问详，难经出，更洋洋，越汉季，有南阳，六经辨，圣道彰。

伤寒著，金匮藏，垂方法，立津梁，李唐后，有千金，外台继，重医林，后作者，渐浸淫。

红紫色，郑卫音，迨东垣，重脾胃，温燥行，升清气，虽未醇，亦足贵，若河间，专主火。

遵之经，断自我，一二方，奇而妥，丹溪出，罕与俦，阴宜补，阳勿浮，杂病法，四字求。

若子和，主攻破，中病良，勿太过，四大家，声名噪，必读书，错名号，明以后，须酌量。

详而备，王肯堂，薛氏按，说骑墙，士材说，守其常，景岳出，著新方，石顽续，温补乡。

献可论，合二张，诊脉法，濒湖昂，数子者，各一长，揆诸古，亦荒唐，长沙室，尚彷徨。

惟韵伯，能宪章，徐尤著，本喻昌，大作者，推钱塘，取法上，得慈航。

中风

人百病，首中风，骤然得，八方通，闭与脱，大不同，开邪闭，续命雄，固气脱，参附功。

顾其名，思其义，若舍风，非其治，火气痰，三子备，不为中，名为类，合而言，小家伎。

喑喎邪，昏仆地，急救先，柔润次，填窍方，宗金匮。

虚劳

虚劳病，从何起，七情伤，上损是，归脾汤，二阳旨，下损由，房帏弥，伤元阳，亏肾水。

肾水亏，六味拟，元阳伤，八味使，各医书，伎止此，甘药调，回生理，建中汤，金匮轨。

薯蓣丸，风气弭，䗪虫丸，干血已，二神方，能起死。

咳嗽

气上呛，咳嗽生，肺最重，胃非轻，肺如钟，撞则鸣，风寒入，外撞鸣，劳损积，内撞鸣。

谁治外，六安行，谁治内，虚劳程，挟水气，小龙平，兼郁火，小柴清，姜细味，一齐烹，长沙法，细而精。

疟疾

疟为病，属少阳，寒与热，若回翔，日一发，亦无伤，三日作，势猖狂，治之法，小柴方。

热偏盛，加清凉，寒偏重，加桂姜，邪气盛，去参良，常山入，力倍强，大虚者，独参汤。

单寒牝，理中匡，单热瘅，白虎详，法外法，辨微茫，消阴翳，制阳光，太仆注，慎勿忘。

痢证

湿热伤，赤白痢，热胜湿，赤痢渍，湿胜热，白痢坠，调行箴，须切记，芍药汤，热盛饵。

平胃加，寒湿试，热不休，死不治，痢门方，皆所忌，桂葛投，鼓邪出，外疏通，内畅遂。

嘉言书，独得秘，寓意存，补金匮。

心腹痛胸痹

心胃疼，有九种，辨虚实，明轻重，痛不通，气血壅，通不痛，调和奉，一虫痛，乌梅圆。

二注痛，苏合研，三气痛，香苏专，四血痛，失笑先，五悸痛，妙香诠，六食痛，平胃煎。

七饮痛，二陈咽，八冷痛，理中全，九热痛，金铃痊，腹中痛，照诸篇，金匮法，可回天。

诸方论，要拳拳，又胸痹，非偶然，薤白酒，妙转旋，虚寒者，建中填。

隔食反胃

隔食病，津液干，胃脘闭，谷食难，时贤法，左归餐，胃阴展，贲门宽，启膈饮，理一般。

推至理，冲脉干，大半夏，加蜜安，金匮秘，仔细看，若反胃，实可叹，朝暮吐，分别看。

乏火化，属虚寒，吴萸饮，独附丸，六君类，俱神丹。

气喘

喘促证，治分门，卤莽辈，只贞元，阴霾盛，龙雷奔，实喘者，痰饮援，葶苈饮，十枣汤。

青龙辈，撤其藩，虚喘者，补而温，桂苓类，肾气论，平冲逆，泄奔豚，真武剂，治其源。

金水母，主诸坤，六君子，妙难言，他标剂，忘本根。

血证

血之道，化中焦，本冲任，中溉浇，温肌腠，外逍遥，六淫逼，经道摇，宜表散，麻芍条。

七情病，溢如潮，引导法，草姜调，温摄法，理中超，凉泻法，令瘀销，赤豆散，下血标。

若黄土，实翘翘，一切血，此方饶。

水肿

水肿病，有阴阳，便清利，阴水殃，便短缩，阳水伤，五皮饮，元化方，阳水盛，加通防。

阴水盛，加桂姜，知实肿，萝枳商，知虚肿，参术良，

兼喘促，真武汤，从俗好，别低昂。

五水辨，金匮详，补天手，十二方，肩斯道，物炎凉。

胀满蛊胀

胀为病，辨实虚，气骤滞，七气疏，满拒按，七物

祛，胀闭痛，三物锄，若虚胀，且踌躇。

中央健，四旁如，参竺典，大地舆，单腹胀，实难

除，山风卦，指南车，易中旨，费居诸。

暑证

伤暑病，动静商，动而得，热为殃，六一散，白虎汤，

静而得，起贪凉，恶寒象，热逾常。

心烦辨，切莫忘，香薷饮，有专长，大顺散，从证

方，生脉散，久服康，东垣法，防气伤。

杂说起，道弗彰，若精蕴，祖仲师，太阳病，旨在

兹，经脉辨，标本歧，临证辨，法外思。

方两出，大神奇。

泄泻

湿气胜，五泻成，胃苓散，厥功宏，湿而热，连芩程，
湿而冷，萸附行，湿挟积，曲楂迎。

虚兼湿，参附苓，脾肾泻，近天明，四神服，勿纷更，
恒法外，内经精，肠脏说，得其情。

泻心类，特丁宁。

眩晕

眩晕证，皆属肝，肝风木，相火干，风火动，两动搏，
头旋转，眼纷繁，虚痰火，各分观。

究其指，总一般，痰火亢，大黄安，上虚甚，鹿茸
餐，欲下取，求其端，左归饮，正元丹。

呕哕吐

呕吐哕，皆属胃，二陈加，时医贵，玉函经，难仿佛，
小柴胡，少阳谓，吴茱萸，平酸味。

食已吐，胃热沸，黄草汤，下其气，食不入，火堪畏，

huáng lián tāng wèi jīng wěi ruò é nì dài zhě huì
黄连汤，为经纬，若呃逆，代赭汇。

癫狂痫

chóng yáng kuáng chòng yīn diān jìng yīn xiàng dòng yáng xuān kuáng duō shí tán yí
重阳狂，重阴癫，静阴象，动阳宣，狂多实，痰宜
juān diān xū fā shí bǔ tiān hū chù nuò xián bìng rán
蠲，癫虚发，石补天，忽搐搦，痫病然。
wǔ xù zhuàng tù tán xián yǒu shēng bìng lì suì nián huǒ qì kàng lú huì píng
五畜状，吐痰涎，有生病，历岁年，火气亢，芦荟平，
tán jī gù dān fán chuān sān zhèng běn jué yīn qiān
痰积痼，丹矾穿，三证本，厥阴愆。
tǐ yòng biàn biāo běn qiān fú suǒ zhǔ suǒ yīn xiān shōu sàn hù nì cóng lián
体用变，标本迁，伏所主，所因先，收散互，逆从连，
hé zhōng qì miào zhuǎn xuán wù dào cǐ zhì lì quán
和中气，妙转旋，悟到此，治立痊。

五淋癃闭赤白浊遗精

wǔ lìn bìng jiē rè jié gāo shí láo qì yǔ xuè wǔ lìn tāng shì mì jué
五淋病，皆热结，膏石劳，气与血，五淋汤，是秘诀，
bài jīng lìn jiā wèi chuò wài lěng lìn shèn qì yān
败精淋，加味啜，外冷淋，肾气咽。
diǎn dī wú míng lóng bì qì dào tiáo jiāng hé jué shàng qiào tōng xià qiào
点滴无，名癃闭，气道调，江河决，上窍通，下窍
xiè wài qiào kāi shuǐ yuán záo fēn lì duō yī biàn cuò
泄，外窍开，水源凿，分利多，医便错。
zhuó yòu shū qiào dào bié qián yǐn tóu jīng yù hé shèn tào tán lǐ pí kè
浊又殊，窍道别，前饮投，精愈涸，肾套谈，理脾恪，
fēn qīng yǐn zuǒ huáng bó xīn shèn fāng suí bǔ zhuì
分清饮，佐黄柏，心肾方，随补缀。
ruò yí jīng lìng yǒu shuō yǒu mèng yí lóng dǎn zhé wú mèng yí shí quán
若遗精，另有说，有梦遗，龙胆折，无梦遗，十全
shè kǎn lí jiāo yì bù qiè
设，坎离交，亦不切。

疝气

疝任病，归厥阴，寒筋水，气血寻，狐出入，㿉顽麻，

专治气，景岳箴，五苓散，加减斟。

茴香料，著医林，痛不已，须洗淋。

痰饮

痰饮源，水气作，燥湿分，治痰略，四饮名，宜斟酌，

参五脏，细量度，补和攻，视强弱。

十六方，各凿凿，温药和，博返约，阴霾除，阳光灼，

滋润流，时医错，真武汤，水归壑。

白散方，窥秘钥。

消渴

消渴证，津液干，七味饮，一服安，金匮法，别三般，

二阳病，治多端，少阴病，肾气寒。

厥阴病，乌梅丸，变通妙，燥热餐。

伤寒瘟疫

伤寒病，极变迁，六经法，有真传，头项病，太阳篇，胃家实，阳明篇，眩苦呕，少阳篇。

吐利痛，太阴篇，但欲寐，少阴篇，吐蛔渴，厥阴篇，长沙论，叹高坚，存津液，是真诠。

汗吐下，温清悬，补贵当，方而圆，规矩废，甚于今，二陈尚，九味寻，香苏外，平胃临。

汗源涸，耗真阴，邪传变，病日深，目击者，实痛心，医医法，脑后针，若瘟疫，治相侔。

通圣散，两解求，六法备，汗为尤，达原饮，昧其由，司命者，勿逐流。

妇人经产杂病

妇人病，四物良，月信准，体自康，渐早至，药宜凉，渐迟至，重桂姜，错杂至，气血伤。

归脾法，主二阳，兼郁结，逍遥长，种子者，即此详，经闭塞，禁地黄，孕三月，六君尝。

安胎法，寒热商，难产者，保生方，开交骨，归芎乡，血大下，补血汤，脚小指，艾火炀。

胎衣阻，失笑匡，产后病，生化将，合诸说，俱平常，资顾问，亦勿忘，精而密，长沙室。

妊娠篇，丸散匕，桂枝汤，列第一，附半姜，功超轶，内十方，皆法律，产后篇，有神术。

小柴胡，首特笔，竹叶汤，风痉疾，阳旦汤，功与匹，腹痛条，须详悉，羊肉汤，疠痛谧。

痛满烦，求枳实，着脐痛，下瘀吉，痛而烦，里热窒，攻凉施，毋固必，杂病门，还熟读。

二十方，效俱速，随证详，难悉录，惟温经，带下服，甘麦汤，脏燥服，药到咽，效可卜。

小儿

小儿病，多伤寒，稚阳体，邪易干，凡发热，太阳观，热未已，变多端，太阳外，仔细看。

遵法治，危而安，若吐泻，求太阴，吐泻甚，变风淫，慢脾说，即此寻，阴阳证，二太擒。

千古秘，理蕴深，即痘疹，此传心，惟同志，度金针。

第十一章
注解《雷公药性赋》

第一节　寒性药

犀角

【原文】　犀角解乎心热

[来源] 犀科动物犀牛的角。

[性味] 苦、酸、咸，寒。

[归经] 归心、肝、胃经。

[功效] 清心安神，凉血止血，解毒化斑。

[应用]

（1）急性热病，热入心营之神昏谵语等症。

（2）血热妄行之吐血、衄血等症。

（3）温热病，热毒炽盛之发斑发疹，其色紫暗等症。

[用法用量] 研粉冲服，每次 1~3g。本品大多配入丸、散内服用。

　　目前临床上多采用水牛角作为犀角的替代品。水牛角镑片或粗粉煎服，15~30g，宜先煎 3 小时以上；水牛角浓缩粉冲服，每次 1.5~3g，每日 2 次。

羚羊角

【原文】 羚羊清乎肺肝
<small>líng yáng qīng hū fèi gān</small>

[**来源**] 牛科动物赛加羚羊的角。

[**性味**] 咸，寒。

[**归经**] 归肝、心、肺经。

[**功效**] 平肝息风，清肝明目，清热解毒。

[**应用**]

（1）肝风内动之惊痫抽搐等症。

（2）肝阳上亢之头晕目眩等症。

（3）肝火上炎之目赤头痛等症。

（4）温热病之壮热神昏，热毒发斑等症。

[**用法用量**] 镑片煎服，1~3g，宜单煎2小时以上。磨汁或研粉服，每次0.3~0.6g。临床上可用山羊角代替羚羊角使用，煎服用量9~15g，研末服用量3~6g。

泽泻

【原文】 泽泻利水通淋而补阴不足
<small>zé xiè lì shuǐ tōng lìn ér bǔ yīn bù zú</small>

[**来源**] 泽泻科多年生沼泽水生草本植物泽泻的球状块茎。

[**性味**] 甘，寒。

[**归经**] 归肾、膀胱经。

[**功效**] 利水渗湿，泄热。

[**应用**] 水肿，小便不利，泄泻，停饮等症。

[**用法用量**] 煎服，9~15g。一般多盐炒用。

海藻

【原文】 海藻散瘿破气而治疝何难

[来源]马尾藻科多年生植物羊栖菜或海蒿子的干燥藻体。

[性味]咸，寒。

[归经]归肝、肾经。

[功效]消痰散结，利水消肿。

[应用]

（1）瘰疬、结核、瘿瘤结肿或睾疝（睾丸肿痛）等症。

（2）痰饮水肿。

[用法用量]煎服，12~18g。

[使用注意]传统中医认为海藻反甘草。

菊花

【原文】 菊花能明目清头风

[来源]菊科多年生草本植物菊的头状花序。

[性味]辛、甘、微苦，微寒。

[归经]归肺、肝经。

[功效]疏散风热，平肝明目。

[应用]

（1）外感风热之头昏头痛、目赤肿痛等症。

（2）肝阳上亢之头痛、头晕、目赤等症。

[用法用量]煎服，6~12g。

射干

【原文】　射干疗咽闭而消痈毒

[来源] 鸢尾科多年生草本植物射干的根茎。

[性味] 苦，寒。

[归经] 归肺、肝经。

[功效] 解毒利咽，消痰散结。

[应用]

（1）咽喉肿痛，属痰热者最宜。

（2）肺热多痰，咳嗽上气。

[用法用量] 煎服，3~9g。

[使用注意] 孕妇忌用或慎用。

薏苡仁

【原文】　薏苡理脚气而除风湿

[来源] 禾本科草本植物薏苡的成熟种仁。

[性味] 甘、淡，凉。

[归经] 归脾、胃、肺经。

[功效] 利尿消肿，祛湿除痹，排脓消痈，健脾止泻。

[应用]

（1）脚气水肿，小便不利。

（2）湿热痹之筋脉挛急疼痛。

（3）肺痈、肠痈。

（4）脾虚湿盛之泄泻。

[用法用量] 煎服，15~30g。清利湿热宜生用，健脾止泻宜炒用。

藕节

【原文】 藕节消瘀血而止吐衄

[来源]睡莲科多年水生草本植物莲的根茎节部。

[性味]甘、涩，平。

[归经]归肝、肺、膀胱、胃经。

[功效]收涩止血，凉血化瘀。

[应用]咯血、吐血、衄血、尿血、血痢、血崩等病症。

[用法用量]煎服，9~15g，大剂量可用至30g；鲜品30~60g，捣汁饮用。凉血化瘀宜生用，收涩止血宜炒炭。

瓜蒌

【原文】 瓜蒌子下气润肺喘兮，又且宽中

[来源]葫芦科多年生宿根草本藤木攀缘性植物栝楼和双边栝楼的成熟果实。

[性味]甘、微苦，寒。

[归经]归脾、胃、大肠经。

[功效]清热化痰，宽胸散结，润肠通便。

[应用]

（1）痰热阻肺所致的咳嗽痰黄，质稠难咯，胸膈痞满者；燥热伤肺之干咳无痰或痰少质稠，咯吐不利者。

（2）痰气互结，胸阳不通之胸痹疼痛，不得卧者；痰热结胸，胸膈痞满，按之则痛者。

（3）肺痈咳吐脓血；肠痈；乳痈初起，红肿热痛。

（4）肠燥便秘。

[**用法用量**]煎服，全瓜蒌 9~18g，瓜蒌皮 6~12g，瓜蒌仁 9~15g 打碎入煎。

[**使用注意**]反乌头。

车前子

【**原文**】 chē qián zǐ zhǐ xiè lì xiǎo biàn xī yóu néng míng mù
车 前 子 止 泻 利 小 便 兮 ， 尤 能 明 目

[**来源**]车前科多年生草本植物车前及平车前的干燥成熟种子。

[**性味**]甘，寒。

[**归经**]归肝、肾、肺、小肠经。

[**功效**]清热利尿，渗湿止泻，清肝明目，化痰止咳。

[**应用**]

（1）水肿，小便不利或小便赤涩热痛等症。

（2）暑热吐泻，小便不利。

（3）肝热目赤。

（4）咳嗽痰多。

[**用法用量**]布包入煎，9~15g。利尿止泻宜炒用，化痰宜生用。

黄柏

【**原文**】 shì yǐ huáng bǎi chuāng yòng
是 以 黄 柏 疮 用

[**来源**]芸香科落叶乔木黄柏树和黄皮树的树皮。

[**性味**]苦，寒。

[**归经**]归肾、胆、膀胱经。

[**功效**]清热泻火，清热燥湿，解毒医疮。

[**应用**]

（1）阴亏火旺之潮热骨蒸、遗精、盗汗等症。

（2）湿热黄疸，身黄发热；湿热下痢，身热后重；湿热带下，秽浊黄稠；

湿热下注所致的腿足湿肿热痛及小便赤涩热痛等症。

（3）湿毒、肿疡、湿疹、口疮、痔肿、烫伤等症。

[用法用量] 煎服，3~12g。外用适量。

马兜铃

【原文】 兜铃嗽医
（dōu líng sòu yī）

[来源] 马兜铃科多年生蔓草缠绕或匍匐状细弱草本植物马兜铃或北马兜铃的果实。

[性味] 苦、微辛，寒。

[归经] 归肺、大肠经。

[功效] 清肺降气，止咳平喘。

[应用]

（1）肺虚火盛之咳嗽气喘。

（2）痔疮下血，肛门周围肿胀疼痛。可煎汤熏洗。

[用法用量] 煎服，3~9g。外用适量。止咳炙用，外洗生用。

地骨皮

【原文】 地骨皮有退热除蒸之效
（dì gǔ pí yǒu tuì rè chú zhēng zhī xiào）

[来源] 茄科落叶蔓生灌木枸杞的根皮。

[性味] 甘，寒。

[归经] 归肺、肝、肾经。

[功效] 凉血除蒸，清肺降火。

[应用]

（1）阴虚血热之劳热骨蒸、盗汗、自汗及小儿疳积发热等症。

（2）肺热咳喘或咯血之症。

［用法用量］煎服，6~12g。

薄荷

【原文】　薄荷叶宜消风清肿之施
<small>bò hé yè yí xiāo fēng qīng zhǒng zhī shī</small>

［来源］唇形科多年生草本植物薄荷的茎叶。

［性味］辛，凉。

［归经］归肺、肝经。

［功效］疏散风热，清利头目，利咽透疹，疏肝理气。

［应用］

（1）外感风热之发热恶寒、头痛、无汗，及温病初起之表证者；夏感暑热之头昏、发热、口渴、小便短赤者。

（2）风热感冒或风火上攻引起的头痛目赤、咽喉肿痛等症。

（3）麻疹初起透发不畅，或风热外束肌表、麻疹不透以及风疹、皮肤瘙痒等症。

（4）肝郁不舒之胸胁胀痛。

［用法用量］煎服，3~9g。鲜者可用 15~30g。不宜久煎。

枳实

【原文】　宽中下气，枳壳缓而枳实速也
<small>kuān zhōng xià qì zhǐ qiào huǎn ér zhǐ shí sù yě</small>

［来源］芸香科常绿小乔木枸橘、酸橙或香橼的幼果。

［性味］苦、辛、酸，温。

［归经］归脾、胃、大肠经。

［功效］破气消积，化痰除痞。

［应用］

（1）肠胃湿热积滞之腹痛便秘或泻痢后重等症。

（2）胸胁痰饮，痞满不适；心下痞满，食欲不振；或胸腹胀满、大便不畅者。

［**用法用量**］煎服，3~9g。炒后性较平和。

［**使用注意**］孕妇慎用。

附药：枳壳　芸香科植物酸橙及其栽培变种的接近成熟的果实（去瓤）。其性味、归经、功用与枳实同，但作用较缓和，长于行气开胸、宽中除胀。用法用量同枳实。孕妇慎用。

葛根

【**原文**】　<ruby>疗<rt>liáo</rt></ruby> <ruby>肌<rt>jī</rt></ruby> <ruby>解<rt>jiě</rt></ruby> <ruby>表<rt>biǎo</rt></ruby>，<ruby>干<rt>gān</rt></ruby> <ruby>葛<rt>gé</rt></ruby> <ruby>先<rt>xiān</rt></ruby> <ruby>而<rt>ér</rt></ruby> <ruby>柴<rt>chái</rt></ruby> <ruby>胡<rt>hú</rt></ruby> <ruby>次<rt>cì</rt></ruby> <ruby>之<rt>zhī</rt></ruby>

［**来源**］豆科多年生藤本植物葛的根。

［**性味**］甘、辛，凉。

［**归经**］归胃、脾经。

［**功效**］解肌退热，生津止渴，透发麻疹，升阳止泻。

［**应用**］

（1）外感表证之发热、头痛、项背强痛等症。

（2）热病津伤之口渴及消渴证。

（3）麻疹初起或疹透不畅。

（4）表证未解，邪热入里之身热、下利臭秽；湿热泻痢；脾虚泄泻。

［**用法用量**］煎服，9~18g。

柴胡

【**原文**】　<ruby>疗<rt>liáo</rt></ruby> <ruby>肌<rt>jī</rt></ruby> <ruby>解<rt>jiě</rt></ruby> <ruby>表<rt>biǎo</rt></ruby>，<ruby>干<rt>gān</rt></ruby> <ruby>葛<rt>gé</rt></ruby> <ruby>先<rt>xiān</rt></ruby> <ruby>而<rt>ér</rt></ruby> <ruby>柴<rt>chái</rt></ruby> <ruby>胡<rt>hú</rt></ruby> <ruby>次<rt>cì</rt></ruby> <ruby>之<rt>zhī</rt></ruby>

［**来源**］伞形科多年生草本植物北柴胡或狭叶柴胡的根或全草。

［**性味**］苦、辛，微寒。

［归经］归肝、胆经。

［功效］解表退热，疏肝解郁，清胆截疟，升阳举陷。

［应用］

（1）外感表证之发热及少阳证寒热往来。

（2）肝郁气滞之胸膈满闷，胁肋胀痛；肝郁血虚，脾失健运之乳胁胀痛，月经不调等症。

（3）疟疾，寒热阵作。

（4）气虚脱肛、子宫下垂、胃下垂等症。

［用法用量］煎服，3~9g。解表退热宜生用，且用量宜稍重；疏肝解郁宜醋制，升阳可生用或酒制，其用量均宜稍轻。

百部

【原文】 bǎi bù zhì fèi rè 百部治肺热，ké sòu kě zhǐ 咳嗽可止

［来源］百部科多年生草本植物蔓生百部、直立百部或对叶百部等的地下块根。

［性味］甘、苦，微温。

［归经］归肺经。

［功效］润肺止咳，杀虱灭虫。

［应用］

（1）外感咳嗽或感冒后遗之咳嗽；肺虚久咳或肺痨咳嗽痰血等症。

（2）单用本品酒浸液外擦，可治头虱、体虱、阴虱、衣虱；喷烟可灭臭虫。内服宜可治疗蛲虫病。

［用法用量］煎服，6~15g。外用适量。久咳虚嗽宜蜜炙用。

栀子

【原文】 栀子凉心肾，鼻衄最宜
（zhī zǐ liáng xīn shèn bí nǜ zuì yí）

[来源] 茜草科常绿灌木栀子的成熟果实。

[性味] 苦，寒。

[归经] 归心、肝、肺、胃、三焦经。

[功效] 泻火除烦，清热利湿，凉血止血。

[应用]

（1）热病热郁胸脘之心烦不安；肝热证见目赤肿痛，口苦口干，心中烦热等症。

（2）湿热黄疸，小便短赤；热淋尿血，小便赤涩热痛等症。

（3）血热吐血、衄血、血痢下血、血淋涩痛；跌打扭伤，血瘀肿痛，可生用研末，醋调外敷；烫伤、火伤、可生用研末与鸡蛋清调涂。

[用法用量] 煎服，3~9g。外用生品适量，研末调敷。

玄参

【原文】 玄参治结热毒痈，清利咽膈
（xuánshēn zhì jié rè dú yōng，qīng lì yān gé）

[来源] 玄参科多年生草本植物玄参的根。

[性味] 苦、咸，微寒。

[归经] 归肾、肺经。

[功效] 滋阴润燥，降火解毒。

[应用]

（1）热病后期津枯便秘；热病伤阴，热入营分之烦热口渴，夜寐不安，神昏谵语等症。

（2）咽喉肿痛等症。

3. 瘰疬结核。

4. 血栓闭塞性脉管炎。

[**用法用量**] 煎服，6~15g。

[**使用注意**] 反藜芦。

升麻

【**原文**】 升 麻 消 风 热 肿 毒 ， 发 散 疮 痍
<small>shēng má xiāo fēng rè zhǒng dú　fā sàn chuāng yí</small>

[**来源**] 毛茛科多年生草本植物升麻、兴安升麻和大三叶升麻的根茎。

[**性味**] 甘、辛，微寒。

[**归经**] 归脾、胃、肺、大肠经。

[**功效**] 发表透疹，清热解毒，升阳举陷。

[**应用**]

（1）麻疹初期，透发不畅。

（2）胃热引起的头痛齿痛、咽痛口疮等症。

（3）气虚下陷之子宫脱垂、久泻脱肛等症。

[**用法用量**] 煎服，3~9g，用量不宜过大。解表宜生用，升提中气宜炙用。

[**使用注意**] 麻疹已透，阴虚火旺，以及阴虚阳亢者，均当忌用。

金箔

【**原文**】 金 箔 镇 心 而 安 魂 魄
<small>jīn bó zhèn xīn ér ān hún pò</small>

[**来源**] 黄金锤成的纸状薄片。

[**性味**] 辛、苦，平。

[**归经**] 归心、肝经。

[**功效**] 镇心安神，解毒。

[**应用**] 惊悸风痫，痘疮诸毒。

[**用法用量**] 内服：入丸散，一般多作丸药挂衣。外用：适量，研末撒。

[**使用注意**] 阳虚气陷、下利清冷者忌服。

茵陈

【**原文**】 yīn chén zhǔ huáng dǎn ér lì shuǐ
茵陈主黄疸而利水

[**来源**] 菊科多年生草本植物茵陈蒿的幼嫩茎叶。

[**性味**] 苦，微寒。

[**归经**] 归脾、胃、肝、胆经。

[**功效**] 清热除湿，利胆退黄。

[**应用**] 湿热黄疸，症见身目黄色鲜明、发热、小便短赤等；暑温、湿温初起。

[**用法用量**] 煎服，6~18g。

[**使用注意**] 蓄血发黄者及血虚萎黄者慎用。

瞿麦

【**原文**】 qú mài zhì rè lìn zhī yǒu xuè
瞿麦治热淋之有血

[**来源**] 石竹科多年生草本植物瞿麦和石竹的带花全草。

[**性味**] 苦，寒。

[**归经**] 归心、小肠经。

[**功效**] 利尿通淋，活血通经。

[**应用**]

（1）热淋，症见小便淋沥热痛或尿血者。

（2）血瘀经闭。

[**用法用量**] 煎服，9~18g。

[**使用注意**] 孕妇忌服。

芒硝

【原文】 朴硝通大肠，破血而止痰癖

[来源] 含硫酸钠的天然矿物经精制而成的结晶体。

[性味] 咸、苦，寒。

[归经] 归胃、大肠经。

[功效] 清肠通便，润燥软坚，泻火解毒。

[应用]

（1）肠胃实热积滞之大便燥结不通。

（2）咽喉肿烂、口疮、目赤肿痛等症；皮肤湿疹、荨麻疹等。

[用法用量] 冲入药汁内或开水溶化后服，6~12g。

[使用注意] 孕妇及哺乳期妇女忌用或慎用。

石膏

【原文】 石膏治头痛，解肌而消烦渴

[来源] 硫酸盐类矿物硬石膏族石膏。

[性味] 辛、甘，大寒。

[归经] 归肺、胃经。

[功效] 清热降火，除烦止渴，生肌敛疮。

[应用]

（1）急性热病，邪在气分，壮热烦躁，症见口渴欲饮、汗出、脉洪大，甚至神昏谵妄者；热毒壅盛，症见发斑发疹、色红紫暗者；温热病后期，余热未退，症见心烦口干、舌红少苔者。

（2）胃热口渴，或胃火引起的头痛、牙痛等症。

（3）肺热实喘，症见呼吸迫促、心烦口渴者。

（4）创伤、溃疡、烫火伤等新肉不生，疮口不敛者，宜火煅研末，外用。

[**用法用量**] 生石膏煎服，15~60g，宜先煎。煅石膏适量外用，研末撒敷患处。

前胡

【**原文**】 前胡除内外之痰实

[**来源**] 伞形科多年生草本植物白花前胡和紫花前胡的根。

[**性味**] 苦、辛，微寒。

[**归经**] 归肺经。

[**功效**] 降气消痰，宣散风热。

[**应用**]

（1）肺热咳嗽，症见痰黄黏稠、胸部满闷不舒；肺气壅盛，症见咳逆短气或呕吐不食等。

（2）风热感冒，症见咳嗽痰多、气急等。

[**用法用量**] 煎服，6~9g。

滑石

【**原文**】 滑石利六腑之涩结

[**来源**] 硅酸盐类矿物滑石族滑石。

[**性味**] 甘、寒。

[**归经**] 归胃、膀胱经。

[**功效**] 利尿通淋，清热解暑，祛湿敛疮。

[**应用**]

（1）热淋、石淋。

（2）感受暑热，症见心烦口渴、小便赤涩等。

（3）湿疹、湿疮。

[**用法用量**] 煎服，9~18g，宜包煎。外用适量。

[**使用注意**] 孕妇忌用。

天冬

【**原文**】 天门冬止嗽，补血涸而润心肝

[**来源**] 百合科攀缘状多年生草本植物天门冬的块根。

[**性味**] 甘、微苦，寒。

[**归经**] 归肺、肾经。

[**功效**] 润肺滋肾，清热化痰。

[**应用**]

（1）肺热燥咳之痰稠难咯，或咯血、气逆等症。

（2）阴虚津亏之口渴。

（3）肠燥便秘。

（4）肺痈之吐脓血。

[**用法用量**] 煎服，6~12g。

麦冬

【**原文**】 麦门冬清心，解烦渴而除肺热

[**来源**] 百合科多年生草本植物麦冬的块根。

[**性味**] 甘、微苦，寒。

[**归经**] 归肺、心、胃经。

[**功效**] 润肺清心，养胃生津。

[**应用**]

（1）肺胃阴伤之虚劳咳嗽，症见咽干口燥、痰稠等。

（2）津伤口渴。

（3）热性病邪热犯心，症见心烦不眠等。

（4）津液不足，肠燥便秘。

[**用法用量**] 煎服，6~12g。

竹茹

【原文】 又闻治虚烦、除哕呕，须用竹茹

[**来源**] 禾本科多年生常绿竹状乔木或灌木淡竹的茎秆除去外皮后刮下的二层细条状竹皮。

[**性味**] 甘，微寒。

[**归经**] 归肺、胃、胆经。

[**功效**] 涤痰开郁，清热止呕。

[**应用**]

（1）胆虚痰热郁结，症见烦闷不宁、不得眠；痰迷心窍之中风，症见舌强不能言等。

（2）湿热呕吐或胃虚热所致的呕吐或哕逆。

[**用法用量**] 煎服，6~12g。一般祛痰多生用，止呕多姜汁炒用。

大黄

【原文】 通秘结导瘀血，必资大黄

[**来源**] 蓼科多年生高大草本植物掌叶大黄、唐古特大黄及药用大黄的根及根茎。

[**性味**] 苦，寒。

[**归经**] 归胃、大肠、脾、肝、心包经。

[**功效**] 清肠通便，泻火解毒，逐瘀通经。

［应用］

（1）胃肠实热之便秘，症见腹痛拒按等；寒积便秘；肠胃湿热之下痢，症见大便溏而不爽等。

（2）火热亢盛所致的吐血、衄血；烫火烧伤；痈疡肿毒等症。

（3）血瘀经闭；跌打损伤，血瘀胀痛等症。

［**用法用量**］煎服，3~15g。外用适量。欲攻下者宜生用。入汤剂应后下，或用开水泡服。酒制大黄宜用于瘀血证。大黄炭则多用于出血证。

［**使用注意**］本品为峻烈攻下之品，易伤正气，如非实证，不宜妄用；妇女孕期、月经期、哺乳期应忌用。

黄连

【**原文**】 宣黄连治泠热之痢，又厚肠胃而止泻

［来源］毛茛科多年生草本植物黄连、三角叶黄连、峨眉野连或云南黄连的根茎。

［**性味**］苦，寒。

［归经］归心、胃、肝、胆、大肠经。

［功效］清热泻火，清热燥湿，解毒医疮。

［应用］

（1）急性热病，火热炽盛，症见高热烦躁、神昏谵语，或心火上炎，症见胸膈热闷、心烦失眠、口舌生疮；火热内盛，迫血妄行而致吐血、衄血并有便秘、尿血者；肝火上炎之目赤肿痛，羞明多泪；胃热所致的呕吐苦水、酸水等症。

（2）肠胃湿热之泄泻下痢，症见里急后重、脘腹痞满、呕吐恶心；胸有积热，肠中有寒，寒热不调，以致腹痛欲呕者。

（3）疔毒痈肿，口舌生疮，湿疮瘙痒等症。

［**用法用量**］煎服，1.5~6g。外用适量。

淫羊藿

【原文】 <ruby>淫<rt>yín</rt></ruby><ruby>羊<rt>yáng</rt></ruby><ruby>藿<rt>huò</rt></ruby><ruby>疗<rt>liáo</rt></ruby><ruby>风<rt>fēng</rt></ruby><ruby>寒<rt>hán</rt></ruby><ruby>之<rt>zhī</rt></ruby><ruby>痹<rt>bì</rt></ruby>，<ruby>且<rt>qiě</rt></ruby><ruby>补<rt>bǔ</rt></ruby><ruby>阴<rt>yīn</rt></ruby><ruby>虚<rt>xū</rt></ruby><ruby>而<rt>ér</rt></ruby><ruby>助<rt>zhù</rt></ruby><ruby>阳<rt>yáng</rt></ruby>

[来源] 小檗科多年生草本植物淫羊藿和心叶淫羊藿或箭叶淫羊藿的茎叶。

[性味] 辛、甘，温。

[归经] 归肝、肾经。

[功效] 补肾壮阳，祛风除湿，止咳平喘。

[应用]

（1）肾阳虚衰，症见阳痿不举、腰膝无力、小便不禁及妇女不孕等。

（2）风寒湿痹，症见下肢瘫痪、筋骨拘挛、手足麻木等。

（3）阳虚喘咳。

[用法用量] 煎服，6~12g。

白茅根

【原文】 <ruby>茅<rt>máo</rt></ruby><ruby>根<rt>gēn</rt></ruby><ruby>止<rt>zhǐ</rt></ruby><ruby>血<rt>xuè</rt></ruby><ruby>与<rt>yǔ</rt></ruby><ruby>吐<rt>tù</rt></ruby><ruby>衄<rt>nǜ</rt></ruby>

[来源] 禾本科多年生草本植物白茅的根茎。

[性味] 甘，寒。

[归经] 归心、肺、胃、膀胱经。

[功效] 清热生津，清热凉血，利尿消肿。

[应用]

（1）热性病，胃热口渴，呕吐哕逆，或肺热咳嗽，咳吐黄痰；麻疹初起，疹发不畅，并有高热口渴或咳嗽者。

（2）血热失血，如吐血、衄血、尿血等。

（3）急性肾病水肿及热淋涩痛等症。

[用法用量] 煎服，9~30g，鲜用 30~60g。多生用，止血亦可炒炭用。

石韦

【原文】 石韦通淋于小肠
<small>shí wěi tōng lìn yú xiǎo cháng</small>

[来源] 水龙骨科多年生常绿草本植物石韦、庐山石韦或有柄石韦的叶片。

[性味] 甘、苦，微寒。

[归经] 归肺、膀胱经。

[功效] 利尿通淋，清热止血。

[应用]

（1）热淋，或血淋、石淋尿血等症。

（2）血热崩漏、吐血等症。

[用法用量] 煎服，6~12g。

熟地黄

【原文】 熟地黄补血且疗虚损
<small>shú dì huáng bǔ xuè qiě liáo xū sǔn</small>

[来源] 生地黄经用黄酒拌焖反复蒸晒而成。

[性味] 甘，微温。

[归经] 归心、肝、肾经。

[功效] 补血调经，滋肾育阴。

[应用]

（1）心肝血虚，症见头晕心悸、妇女崩漏、月经不调等。

（2）肾阴不足，症见骨蒸潮热、盗汗、遗精、腰膝酸软及消渴等。

[用法用量] 煎服，9~30g。

生地黄

【原文】 生地黄宣血更医眼疮
<small>shēng dì huáng xuān xuè gèng yī yǎn chuāng</small>

[来源] 玄参科多年生草本植物地黄和怀庆地黄的块根。

[性味] 甘、苦，寒。

[归经] 归心、肝、肾经。

[功效] 清热滋阴，凉血止血，生津止渴。

[应用]

（1）温热病，热入营血，症见身热口干、舌红或绛；热病后期，低热不退，或慢性病阴虚发热等症。

（2）血热妄行，吐血、尿血、便血、衄血、崩漏下血；血热毒盛，症见斑疹紫黑等症。

（3）热病伤津，症见舌红口干或口渴唇燥；消渴病，症见口渴多饮等。

[用法用量] 煎服，9~15g。鲜品用量加倍。

赤芍

【原文】 赤芍药破血而疗腹痛，烦热亦解
<small>chì sháo yào pò xuè ér liáo fù tòng fán rè yì jiě</small>

[来源] 毛茛科多年生草本植物赤芍或川赤芍的干燥根。

[性味] 苦，微寒。

[归经] 归肝经。

[功效] 凉血活血，祛瘀止痛，清肝明目。

[应用]

（1）血热瘀滞所致的经闭、痛经；血热痈肿，焮热疼痛；血热吐衄，斑疹色赤等症。

（2）血瘀癥积，或产后瘀滞腹痛；跌仆损伤，血瘀肿痛；脑震荡后遗症等。

（3）肝热目赤及胁肋疼痛等症。

[**用法用量**] 煎服，6~12g。

[**使用注意**] 反藜芦。

白芍

【**原文**】 <ruby>白<rt>bái</rt></ruby><ruby>芍<rt>sháo</rt></ruby><ruby>药<rt>yào</rt></ruby><ruby>补<rt>bǔ</rt></ruby><ruby>虚<rt>xū</rt></ruby><ruby>而<rt>ér</rt></ruby><ruby>生<rt>shēng</rt></ruby><ruby>新<rt>xīn</rt></ruby><ruby>血<rt>xuè</rt></ruby>，<ruby>退<rt>tuì</rt></ruby><ruby>热<rt>rè</rt></ruby><ruby>尤<rt>yóu</rt></ruby><ruby>良<rt>liáng</rt></ruby>

[**来源**] 毛茛科多年生草本植物栽培品种芍药的根。

[**性味**] 苦、酸，微寒。

[**归经**] 归肝、脾经。

[**功效**] 补血敛阴，柔肝止痛，养阴平肝。

[**应用**]

（1）血虚之月经不调、痛经、崩漏等症；表虚自汗，亦可用于盗汗。

（2）肝气不和所致的胸、胁、胃、腹疼痛等症；脘腹疼痛，四肢拘挛；泻痢腹痛。

（3）肝阴不足、肝阳亢盛所致的头痛、眩晕等症。

[**用法用量**] 煎服，6~12g，大剂量 15~30g。

[**使用注意**] 反藜芦。

牵牛子

【**原文**】 <ruby>若<rt>ruò</rt></ruby><ruby>乃<rt>nǎi</rt></ruby><ruby>消<rt>xiāo</rt></ruby><ruby>肿<rt>zhǒng</rt></ruby><ruby>满<rt>mǎn</rt></ruby><ruby>逐<rt>zhú</rt></ruby><ruby>水<rt>shuǐ</rt></ruby><ruby>于<rt>yú</rt></ruby><ruby>牵<rt>qiān</rt></ruby><ruby>牛<rt>niú</rt></ruby>

[**来源**] 旋花科一年生攀缘草本植物牵牛或毛牵牛等的种子。

[**性味**] 苦，寒。有毒。

[**归经**] 归肺、肾、大肠、三焦经。

[**功效**] 逐水消肿，通便下气，杀虫消积。

［应用］

（1）水肿胀满，二便不利；或用于三焦气滞，湿热壅滞之大便秘结。

（2）蛲虫、蛔虫引起的虫积腹痛。

［**用法用量**］煎服，3~9g。入丸散服，每次 1.5~3g。本品炒用药性减缓。

［**使用注意**］孕妇忌服。不宜与巴豆、巴豆霜同用。

贯 众

【原文】　除热毒杀虫于贯众
chú rè dú shā chóng yú guàn zhòng

［**来源**］鳞毛蕨科多年生草本植物粗茎鳞毛蕨的带叶柄残基和干燥根茎。

［**性味**］苦，微寒。有小毒。

［**归经**］归肝、肾、肺、胃经。

［**功效**］清热解毒，凉血止血，杀虫消积。

［应用］

（1）湿热疮毒，痄腮肿痛等；亦可用于防治疫病。

（2）妇女崩漏，产后出血；亦可用治湿热带下、血痢等。

（3）蛔虫、蛲虫、绦虫、钩虫等虫积腹痛，肛门瘙痒。

［**用法用量**］煎服，3~9g。杀虫及清热解毒宜生用；止血宜炒炭用。外用适量。

［**使用注意**］本品有小毒，用量不宜过大。服用本品时忌油腻。脾胃虚寒者及孕妇慎用。

川楝子

【原文】　金铃子治疝气而补精血
jīn líng zǐ zhì shàn qì ér bǔ jīng xuè

［**来源**］楝科落叶乔木川楝树的干燥成熟果实。

［**性味**］苦，寒。有小毒。

[**归经**] 归肝、胃、小肠、膀胱经。

[**功效**] 行气止痛，驱虫。

[**应用**]

（1）肝气郁滞，肝胆火盛所致的胸腹胀痛及疝痛等症。

（2）虫积腹痛。

[**用法用量**] 煎服，4.5~9g。外用适量。炒用寒性减低。

[**使用注意**] 本品有毒，不宜过量或持续服用。孕妇慎用。

萱草根

【**原文**】 萱草根治五淋而消乳肿

[**来源**] 百合科多年生草本植物萱草、黄花萱草或小萱草的根。

[**性味**] 甘，凉。有小毒。

[**归经**] 归脾、肺经。

[**功效**] 清热利尿，凉血止血。

[**应用**]

（1）水肿、小便不利、淋浊、带下、黄疸等症。

（2）衄血、便血、崩漏等症。

[**用法用量**] 煎服，6~9g。外用适量捣敷。

侧柏叶

【**原文**】 侧柏叶治血山崩漏之疾

[**来源**] 柏科常绿乔木侧柏的带叶枝梢。

[**性味**] 苦、涩，微寒。

[**归经**] 归肺、肝、大肠经。

[**功效**] 凉血止血，生发乌发。

[应用]

（1）血分有热之咯血、吐血、衄血、尿血、便血及血崩下血等。

（2）青中年血热血虚、病后脱发或须发早白。

[用法用量] 煎服，6~12g。外用适量。

香附

【原文】　香附子理血气妇人之用

[来源] 莎草科多年生草本植物莎草的根茎。

[性味] 辛、微苦、微甘，平。

[归经] 归肝、三焦经。

[功效] 理气解郁，调经止痛。

[应用]

（1）肝郁气滞，症见胸胁痞闷、脘腹疼痛等。

（2）月经不调，痛经。

[用法用量] 煎服，6~12g。理气解郁可生用，调经止痛可制用。

地肤子

【原文】　地肤子利膀胱，可洗皮肤之风

[来源] 蓼科一年生草本植物地肤的种子。

[性味] 辛、苦，寒。

[归经] 归肾、膀胱经。

[功效] 清湿热，利小便，祛风止痒。

[应用]

（1）湿热之小便不利。

（2）皮肤瘙痒、湿疹、荨麻疹、疥癣等；阴道炎、外阴炎。

[**用法用量**] 煎服，9~15g。外用适量。

山豆根

【**原文**】 <ruby>山<rt>shān</rt></ruby><ruby>豆<rt>dòu</rt></ruby><ruby>根<rt>gēn</rt></ruby><ruby>解<rt>jiě</rt></ruby><ruby>热<rt>rè</rt></ruby><ruby>毒<rt>dú</rt></ruby>，<ruby>能<rt>néng</rt></ruby><ruby>止<rt>zhǐ</rt></ruby><ruby>咽<rt>yān</rt></ruby><ruby>喉<rt>hóu</rt></ruby><ruby>之<rt>zhī</rt></ruby><ruby>痛<rt>tòng</rt></ruby>

[**来源**] 豆科植物越南槐的干燥根及根茎。

[**性味**] 苦，寒。有毒。

[**归经**] 归心、肺、胃经。

[**功效**] 清热解毒，利咽消肿。

[**应用**]

（1）肺胃火毒上攻，症见咽喉或牙龈肿痛。

（2）癌瘤早期。

（3）皮肤溃疡、宫颈炎、口腔炎等。

[**用法用量**] 煎服，3~9g。外用适量。

[**使用注意**] 本品有毒，用量不宜过大。脾胃虚寒者及孕妇慎用。

白鲜皮

【**原文**】 <ruby>白<rt>bái</rt></ruby><ruby>鲜<rt>xiān</rt></ruby><ruby>皮<rt>pí</rt></ruby><ruby>去<rt>qù</rt></ruby><ruby>风<rt>fēng</rt></ruby><ruby>治<rt>zhì</rt></ruby><ruby>筋<rt>jīn</rt></ruby><ruby>弱<rt>ruò</rt></ruby><ruby>而<rt>ér</rt></ruby><ruby>疗<rt>liáo</rt></ruby><ruby>足<rt>zú</rt></ruby><ruby>顽<rt>wán</rt></ruby><ruby>痹<rt>bì</rt></ruby>

[**来源**] 芸香科多年生宿根草本植物白鲜的根皮。

[**性味**] 苦，寒。

[**归经**] 归脾、胃、膀胱、小肠经。

[**功效**] 清热燥湿，祛风止痒。

[**应用**]

（1）湿热疮毒，风疹疥癣，皮肤瘙痒等症。

（2）妇女阴痒带下。

[**用法用量**] 煎服，6~15g。外用适量。

旋覆花

【原文】 旋^{xuán}覆^{fù}花^{huā}明^{míng}目^{mù}治^{zhì}头^{tóu}风^{fēng}，而^{ér}消^{xiāo}痰^{tán}嗽^{sòu}壅^{yōng}

[来源] 菊科多年生草本植物旋覆花、线叶旋覆花或大花旋覆花等的头状花序。

[性味] 苦、辛、咸，微温。

[归经] 归肺、胃、大肠经。

[功效] 开结消痰，降气止噫。

[应用]

（1）痰饮蓄结所致的胸膈痞实、喘逆气促等症。

（2）胸痞噫气之由于脾胃气虚或痰湿上逆者。

[用法用量] 布包入煎，6~12g。

荆芥

【原文】 又^{yòu}况^{kuàng}荆^{jīng}芥^{jiè}穗^{suì}清^{qīng}头^{tóu}目^{mù}便^{biàn}血^{xuè}，疏^{shū}风^{fēng}散^{sàn}疮^{chuāng}之^{zhī}用^{yòng}

[来源] 唇形科一年生草本植物荆芥的茎叶及花穗。

[性味] 辛，微温。

[归经] 归肺、肝经。

[功效] 祛风解表，宣毒透疹，散瘀止血。

[应用]

（1）外感风邪，症见恶寒发热、头痛目眩等。

（2）麻疹、荨麻疹及疮毒初起。

（3）吐血、衄血、便血等症。

[用法用量] 煎服，6~9g。不宜久煎。解表透疹消疮宜生用；止血宜炒用。荆芥穗更长于祛风。

天花粉

【原文】 栝楼根疗黄疸毒痈，消渴解痰之忧
<small>guā lóu gēn liáo huáng dǎn dú yōng　xiāo kě jiě tán zhī yōu</small>

[来源] 葫芦科多年生宿根草质藤本植物栝楼的根。

[性味] 甘、微苦、酸，微寒。

[归经] 归肺、胃经。

[功效] 清热生津，消肿排脓。

[应用]

（1）热病伤津所致的心烦口渴及消渴等症。

（2）疮疡肿毒。

[用法用量] 煎服，9~15g。

[使用注意] 不宜与乌头类药材同用。

地榆

【原文】 地榆疗崩漏，止血止痢
<small>dì yú liáo bēng lòu　zhǐ xuè zhǐ lì</small>

[来源] 蔷薇科多年生草本植物地榆的根茎和根。

[性味] 苦、酸、涩，微寒。

[归经] 归肝、胃，大肠经。

[功效] 凉血止血，消肿止痛。

[应用]

（1）吐血、衄血、尿血、崩漏、便血、痔血、血痢等。

（2）烫火烧伤；痈肿疮疡。

[用法用量] 煎服，9~30g。外用适量。治烧伤肿毒多生用，止血多炒炭用。

昆布

【原文】 昆布破疝气，散瘿散瘤
<small>kūn bù pò shàn qì　　sàn yīng sàn liú</small>

[来源] 海产翅藻科植物昆布或海带科植物海带的叶状体。

[性味] 咸，寒。

[归经] 归肝、肾经。

[功效] 消痰散结，利水消肿。

[应用]

（1）瘿瘤瘰疬，肝脾肿大等。

（2）痰饮水肿。

[用法用量] 煎服，9~15g。

淡竹叶

【原文】 疗伤寒解虚烦，淡竹叶之功倍
<small>liáo shāng hán jiě xū fán　　dàn zhú yè zhī gōng bèi</small>

[来源] 禾本科多年生草本植物淡竹叶的茎叶。

[性味] 甘、淡，微寒。

[归经] 归心、胃、小肠经。

[功效] 利尿通淋，清心除烦。

[应用]

（1）小便短赤，淋涩疼痛及口舌生疮等症。

（2）壮热烦渴谵语；小儿心热夜啼。

[用法用量] 煎服，6~12g。

牡丹皮

【原文】 除结气破瘀血，牡丹皮之用同
_{chú jié qì pò yū xuè} _{mǔ dān pí zhī yòngtóng}

[来源] 毛茛科多年生落叶小灌木牡丹的根皮。

[性味] 苦、辛，微寒。

[归经] 归心、肝、肾经。

[功效] 清热凉血，活血祛瘀。

[应用]

（1）热病发斑、发疹，血热吐血、衄血等症；热病后期，夜热早凉；阴虚发热。

（2）肝郁火旺所致的身热暮甚，头痛目涩，颊赤口干及妇女月经不调等症。

（3）血瘀经闭、痛经，或瘀血积聚，腹中包块等症；跌打损伤；肠痈腹痛，大便秘结。

[用法用量] 煎服，6~12g。清热凉血宜生用；活血祛瘀宜酒制用；止血宜炒炭用。

[使用注意] 血虚有寒、月经过多及孕妇不宜用。

知母

【原文】 知母止嗽而骨蒸退
_{zhī mǔ zhǐ sòu ér gǔ zhēng tuì}

[来源] 百合科多年生草本植物知母的根茎。

[性味] 苦、甘，寒。

[归经] 归肺、胃、肾经。

[功效] 清热泻火，滋阴退蒸，生津止渴。

［应用］

（1）热病见高热烦渴；肺热咳嗽或阴虚肺热所致的燥咳痰少。

（2）热病后期，阴虚低热；慢性病阴亏火旺所致的骨蒸潮热，梦遗、盗汗等症。

（3）胃热口渴；消渴证。

［用法用量］煎服，6~12g。

牡蛎

【原文】　牡蛎涩精而虚汗收

［来源］软体动物牡蛎科长牡蛎、大连湾牡蛎，或近江牡蛎的贝壳。

［性味］咸、涩，微寒。

［归经］归肝、肾经。

［功效］镇惊安神，益阴潜阳，收敛固涩，软坚散结。

［应用］

（1）心悸不安，胆怯惊恐，烦躁不寐等症。

（2）阴虚阳亢所致头痛、头晕、耳鸣、肢麻等症。

（3）潮热、盗汗、自汗；遗精、滑精；崩漏、带下等症。

（4）痰核、瘰疬、瘿瘤、癥瘕积聚等症。

［用法用量］煎服，9~30g。内服宜打碎先煎，外用适量。收敛固涩宜煅用，其他宜生用。

贝母

【原文】　贝母清痰止咳嗽而利心肝

［来源］百合科多年生草本植物川贝母、暗紫贝母、甘肃贝母或梭砂贝母的地下扁圆锥球形鳞茎。

［**性味**］苦、甘，微寒。

［**归经**］归心、肺经。

［**功效**］润肺化痰，泄热散结。

［**应用**］

（1）阴虚肺热之咳嗽痰少；肺燥咳嗽之吐痰黏稠。

（2）瘰疬痰核；乳痈初起肿痛。

［**用法用量**］煎服，3~9g；研末服，1~2g。

［**使用注意**］反乌头。

桔梗

【**原文**】　桔梗下气利胸膈而治咽喉

［**来源**］桔梗科多年生草本植物桔梗的根。

［**性味**］苦、辛，平。

［**归经**］归肺经。

［**功效**］宣肺祛痰，排脓消痈。

［**应用**］

（1）咳嗽痰多，咯痰不畅，胸闷不畅。

（2）肺痈吐脓。

（3）咽痛音哑。

［**用法用量**］煎服，3~9g。

黄芩

【**原文**】　若夫黄芩治诸热，兼主五淋

［**来源**］唇形科多年生草本植物黄芩的根。

［**性味**］苦，寒。

［归经］归肺、大肠、小肠、脾、胆经。

［功效］清热燥湿，泻火解毒，止血，安胎。

［应用］

（1）急性热病之高热烦躁；肺热咳嗽之咳吐黄痰；小便热痛；痈疮肿毒。

（2）湿热下痢，里急后重；湿热黄疸。

（3）怀胎蕴热，胎动不安。

［用法用量］煎服，3~12g。清热多生用，安胎多炒用，清上焦热可酒炙用，止血可炒炭用。

槐花

【原文】 槐花治肠风，亦医痔痢

［来源］豆科植物落叶禾木槐树的花蕾及花。

［性味］苦，微寒。

［归经］归肝、大肠经。

［功效］凉血止血，清肝泻火。

［应用］

（1）血热妄行所致的各种出血，尤对下部血热所致的痔血、便血等最为适宜。

（2）肝火上炎所致的目赤、头胀头痛及眩晕等症。

［用法用量］煎服，9~15g。外用适量。止血多炒炭用，清热泻火宜生用。

常山

【原文】 常山理痰结而治温疟

［来源］虎耳草科落叶小灌木常山的根。

［性味］苦、辛，寒。有毒。

［**归经**］归肺、心、肝经。

［**功效**］涌吐痰涎，杀虫截疟。

［**应用**］

（1）胸中痰饮。

（2）疟疾。

［**用法用量**］煎服，3~9g；入丸散酌减。涌吐可生用，截疟宜酒制用。

［**使用注意**］本品有毒，且能催吐，故用量不宜过大。体虚及孕妇不宜用。

葶苈子

【**原文**】 葶苈泻肺喘而通水气

［**来源**］十字花科一年生或二年生草本植物播娘蒿或独行菜的种子。

［**性味**］辛、苦，大寒。

［**归经**］归肺、膀胱、大肠经。

［**功效**］泻肺平喘，下气行水。

［**应用**］

（1）痰饮壅滞，胸满胀喘不得卧，一身面目水肿。

（2）水饮停留肠间引起的腹满、口舌干燥之症；亦可用于胸胁积水，大便燥结，小便短少。

［**用法用量**］煎服，3~9g。

第二节　热性药

荜茇

【原文】 欲温中以荜茇
（yù wēn zhōng yǐ bì bá）

[来源] 胡椒科多年生草质藤本植物荜茇未成熟的果穗。

[性味] 辛，热。

[归经] 归胃、大肠经。

[功效] 温中散寒，行气止痛。

[应用] 胃寒引起的脘腹疼痛、吐泻等症。

[用法用量] 煎服，1.5~3g。外用适量。

生姜

【原文】 用发散以生姜
（yòng fā sàn yǐ shēng jiāng）

[来源] 姜科多年生草本植物姜的新鲜根茎。

[性味] 辛，温。

[归经] 归肺、脾、胃经。

[功效] 散寒解表，温胃止呕，化痰行水，解毒。

[应用]

（1）风寒感冒。

（2）胃寒呕吐。

（3）风寒咳嗽之痰白清稀。

（4）解生半夏、生南星毒性。

［**用法用量**］煎服，3~9g，或捣汁服。

五味子

【**原文**】 五味子止嗽痰，且滋肾水

［**来源**］木兰科多年生落叶木质藤本植物五味子的成熟果实。

［**性味**］酸、甘，温。

［**归经**］归肺、心、肾经。

［**功效**］敛肺止咳，固表敛汗，涩精止泻，生津止渴。

［**应用**］

（1）肺虚喘咳。

（2）阴虚盗汗或阳虚自汗。

（3）肾虚精滑不固；脾肾虚寒，五更泄泻。

（4）津液不足，口干作渴。

［**用法用量**］煎服，3~9g。

海狗肾

【**原文**】 腽肭脐疗痨瘵，更壮元阳

［**来源**］海狗科动物海狗或海豹的阴茎和睾丸。

［**性味**］咸，热。

［**归经**］归肾经。

［**功效**］温肾壮阳，补精益髓。

［**应用**］肾阳不足，阳痿精冷。

［**用法用量**］研末服，每次1~3g，每日2~3次；入丸、散或泡酒服。

川芎

【原文】 原夫川芎祛风湿、补血清头

[来源] 伞形科多年生草本植物川芎的根茎。

[性味] 辛，温。

[归经] 归肝、胆、心包经。

[功效] 活血行气，祛风止痛。

[应用]

（1）为"血中之气药"。治疗气滞血瘀之胸胁、腹部诸痛；血瘀经闭、痛经、难产、胞衣不下；损伤瘀肿，气郁胸胁作痛，痈肿疮疡等症。

（2）头痛及风湿痹痛，为治头痛之要药。

[用法用量] 煎服，3~9g。

[使用注意] 孕妇慎用。

续断

【原文】 续断治崩漏、益筋强脚

[来源] 川续断科多年生草本植物川续断或续断的根。

[性味] 苦、辛、甘，微温。

[归经] 归肝、肾经。

[功效] 补益肝肾，强筋健骨，止血安胎，疗伤续折。

[应用]

（1）肾阳不足，下元虚冷之阳痿不举、遗精滑泄、遗尿尿频等症。

（2）肝肾不足，血脉不利之腰腿酸痛，足膝无力，或风寒湿痹，筋骨拘挛等症。

（3）妇女崩漏带下及胎动、胎漏等症。

（4）跌打损伤，挫伤、扭伤及闭合性骨折。

[**用法用量**] 煎服，9~15g。外用适量研末敷。

麻黄

【**原文**】 麻 黄 表汗 以 疗 咳 逆

[**来源**] 麻黄科常绿草本状小灌木草麻黄或木贼麻黄和灌木中麻黄的草质茎。

[**性味**] 辛、微苦，温。

[**归经**] 归肺、膀胱经。

[**功效**] 发汗解表，宣肺平喘，利水退肿。

[**应用**]

（1）外感风寒，症见恶寒发热、头痛鼻塞、无汗者。

（2）肺气不宣所致的咳嗽喘急。

（3）水肿实证而兼表证者。

[**用法用量**] 煎服，3~9g。发汗解表、利水退肿宜生用，宣肺平喘多炙用。

韭菜子

【**原文**】 韭 子 壮 阳 而 医 白 浊

[**来源**] 百合科多年生草本植物韭菜的种子。

[**性味**] 辛、甘，温。

[**归经**] 归肾、肝经。

[**功效**] 温补肝肾，壮阳固精。

[**应用**]

（1）肾阳不足所致的阳痿遗精，尿频遗尿，白带白浊等症。

（2）肝肾不足之筋骨痿软，步履维艰，屈伸不利。

［**用法用量**］煎服，6~9g。

川乌

【**原文**】 川乌破积，有消痰治风痹之功

［**来源**］毛茛科多年生草本植物乌头的干燥母根。

［**性味**］辛、苦，热。有大毒。

［**归经**］归心、肝、肾、脾经。

［**功效**］祛风湿，温经止痛。

［**应用**］

（1）风寒湿痹。本品为治风寒湿痹之佳品，尤宜于寒邪偏盛之风湿痹痛。

（2）阴寒内盛之心腹冷痛，症见心痛彻背、背痛彻心者；寒疝之绕脐腹痛，手足厥冷者。

（3）跌打损伤，骨折瘀肿疼痛，以及麻醉止痛。

［**用法用量**］煎服，1.5~3g。宜先煎、久煎。外用适量。

［**使用注意**］孕妇及阴虚阳亢者忌用。反半夏、瓜蒌、贝母、白蔹、白及。生品外用，内服须炮制。若内服过量，或炮制、煎煮方法不当，可引起中毒。

天雄

【**原文**】 天雄散寒，为去湿助精阳之药

［**来源**］附子或草乌头之形长而细者。

［**性味**］辛，热。有毒。

［**归经**］归心、肾经。

［**功效**］祛风，散寒，燥湿，益火助阳。

［**应用**］风寒湿痹，历节风痛，四肢拘挛，心腹冷痛等症。

［**用法用量**］内服：煎服，3~6g；或入丸、散剂。外用：适量研末调敷。

[**使用注意**] 阴虚阳盛及孕妇禁服。

花椒

【原文】 shì yǐ chuān jiāo dá xià
是 以 川 椒 达 下

[**来源**] 芸香科落叶灌木或小乔木花椒或同属植物香椒子的果壳。

[**性味**] 辛，温。

[**归经**] 归脾、胃、肾经。

[**功效**] 温中止痛，杀虫止痒。

[**应用**]

（1）胃腹冷痛，呕吐不能食；久寒腹痛下痢而有冷沫者；胃脘寒痛引背。

（2）因蛔虫引起的腹痛、呕吐或吐蛔；皮肤湿疹瘙痒等症。

[**用法用量**] 煎服，3~6g。外用适量，煎汤熏洗。

干姜

【原文】 gān jiāng nuǎn zhōng
干 姜 暖 中

[**来源**] 姜科多年生草本植物姜的根茎。

[**性味**] 辛，热。

[**归经**] 归脾、胃、肾、心、肺经。

[**功效**] 温中回阳，温肺化痰。

[**应用**]

（1）脾胃阳虚之下利清谷，四肢厥冷，脉微欲绝并见面赤烦躁者；脾胃虚寒泄泻，症见清稀无臭、肠鸣腹痛。

（2）寒饮喘咳。

[**用法用量**] 煎服，3~9g。

胡芦巴

【原文】 胡芦巴治虚冷之疝气
_{hú lú bā zhì xū lěng zhī shàn qì}

[来源] 豆科一年生草本植物胡芦巴的种子。

[性味] 苦，温。

[归经] 归肾经。

[功效] 温肾助阳，散寒止痛。

[应用]

（1）虚寒疝痛，痛引及小腹、睾丸，甚或囊缩阴冷；腰酸背痛，阳痿滑精；妇女痛经，小腹冷痛。

（2）寒湿脚气，症见酸胀冷痛，遇寒加剧，或抽搐拘挛。

[用法用量] 煎服，3~9g。

卷柏

【原文】 生卷柏破癥瘕而血通
_{shēng juǎn bǎi pò zhēng jiǎ ér xuè tōng}

[来源] 卷柏科自生于深山绝壁多年生之羊齿植物卷柏的茎叶。

[性味] 生用：辛、甘，凉；熟用：甘，温。

[归经] 归肝、肾、大肠经。

[功效] 固下止血，破瘀行血，通淋散结。

[应用]

（1）脱肛下血；年久肠风下血；脏毒下血。

（2）月经闭止。

（3）小便淋结。

[用法用量] 煎服，3~9g。行血散结宜生用，止血宜炒炭用。

白术

【原文】 白术消痰壅、温胃，兼止吐泻

［**来源**］菊科多年生草本植物白术的根茎。

［**性味**］甘、苦，温。

［**归经**］归脾、胃经。

［**功效**］补脾益气，燥湿利水，固表止汗。

［**应用**］

（1）脾胃气虚，运化失常所致的饮食减少、脘腹虚胀、倦怠乏力、便溏或泄泻等症。

（2）脾不健运，水湿内停所致的肢体水肿、胸胁支满、头眩等。

（3）表虚自汗。

［**用法用量**］煎服，6~12g。炒用可增强补气健脾止泻作用。

石菖蒲

【原文】 菖蒲开心气散冷，更治耳聋

［**来源**］天南星科多年生草本植物石菖蒲和毛茛科多年生草本植物阿尔泰银莲花的根茎。

［**性味**］辛、苦，温。

［**归经**］归心、脾、胃经。

［**功效**］开窍除痰，醒神健脑，化湿开胃。

［**应用**］

（1）浊痰蒙闭心窍所致的神昏谵语。

（2）惊恐不得卧，癫痫、健忘等症。

（3）痰多食少；痢疾噤口不食。

［**用法用量**］煎服，3~9g。

丁香

【原文】　丁 香 快 脾 胃 而 止 吐 逆
dīng xiāng kuài pí wèi ér zhǐ tù nì

［**来源**］桃金娘科常绿乔木丁香树的花蕾和果实。

［**性味**］辛，温。

［**归经**］归脾、胃、肺、肾经。

［**功效**］温中降逆，下气止痛，温肾助阳。

［**应用**］

（1）胃寒所致的呕吐、呃逆，以及小儿吐乳等症。

（2）奔豚气逆，胸腹疼痛；少腹寒疝疼痛。

（3）阴冷、阳痿等症。

［**用法用量**］煎服，1~3g。外用适量。

［**使用注意**］畏郁金。

高良姜

【原文】　良 姜 止 心 气 痛 之 攻 冲
liáng jiāng zhǐ xīn qì tòng zhī gōng chōng

［**来源**］姜科多年生草本植物高良姜的根茎。

［**性味**］辛，热。

［**归经**］归脾、胃经。

［**功效**］散寒止痛，温中止呕。

［**应用**］

（1）胃寒脘腹冷痛。

（2）胃寒气逆，症见呕吐清水、四肢冰冷等。

［**用法用量**］煎服，3~6g。

肉苁蓉

【原文】 肉苁蓉填精益肾
ròu cóngróng tián jīng yì shèn

[来源] 列当科一年生寄生草本植物苁蓉的肉质茎。

[性味] 甘、咸，温。

[归经] 归肾、大肠经。

[功效] 补肾壮阳，润肠通便。

[应用]

（1）肾虚阳痿，腰膝冷痛及妇女不孕等。

（2）老人、体虚者肠燥便秘。

[用法用量] 煎服，9~18g，大剂量可用至30g。

硫黄

【原文】 石硫黄暖胃驱虫
shí liú huángnuǎn wèi qū chóng

[来源] 斜方晶系天然硫黄矿经加工而成的提炼品，呈黄色或黄绿色而有玻璃样光泽之结晶块状物。

[性味] 酸，温。有毒。

[归经] 归命门、心包、大肠经。

[功效] 杀虫医疮，温寒通便，补火助阳。

[应用]

（1）顽硬阴疽，湿疥癣痒，痤疮粉刺等病。

（2）脏寒引起的大便冷秘。

（3）命门火衰所致的腰膝冷弱、虚寒腹痛、阳痿，以及肾不纳气所致的喘逆等。

[用法用量] 宜入丸散，一日量1.5~3g。外用适量，研末敷或加油调敷患

处。生者外用，制者内服。

[**使用注意**] 孕妇忌服。

胡椒

【**原文**】　胡椒主去痰而除冷
_{hú jiāo zhǔ qù tán ér chú lěng}

[**来源**] 胡椒科常绿木质藤本植物胡椒的果实。

[**性味**] 辛，热。

[**归经**] 归胃、大肠经。

[**功效**] 温中散寒，下气消痰。

[**应用**]

（1）胃寒吐泻疼痛。

（2）痰气郁滞，蒙蔽清窍所致的癫痫。

[**用法用量**] 煎服，1.5~3g。研末服，每次 0.6~1.5g。外用适量。

秦椒

【**原文**】　秦椒主攻痛而去风
_{qín jiāo zhǔ gōngtòng ér qù fēng}

[**来源**] 茄科一年生草本植物辣椒的圆锥形果实。

[**性味**] 辛、辣，热。有小毒。

[**归经**] 归胃、大肠经。

[**功效**] 温中散寒，开胃增食，除风湿，疗痈肿。

[**应用**]

（1）感受寒湿，霍乱初起，胃腹疼痛，呕吐泄泻等症；胃寒疼痛，食欲不振。

（2）风湿痹痛，腰痛，神经痛。

（3）深脓肿，下肢溃疡，疔肿等症。

［**用法用量**］不入煎剂，3~9g。外用适量。

吴茱萸

【**原文**】 ^{wú zhū yú liáo xīn fù zhī lěng qì}吴茱萸疗心腹之冷气

［**来源**］芸香科常绿灌木或小乔木吴茱萸接近成熟的果实。

［**性味**］辛、苦，热。有小毒。

［**归经**］归肝、肾、脾、胃经。

［**功效**］散寒止痛，下气止呕。

［**应用**］

（1）头额冷痛，经常发作，日久不愈，兼吐涎沫者；寒疝作痛；寒湿脚气上逆，腹痛，昏乱不识人。

（2）胃中虚寒，食后欲吐；腹痛，或干呕吐涎沫；饭后吞酸，胸腹冷痛；肝火犯胃之胁痛，吞酸、呕吐等。

［**用法用量**］煎服，1.5~4.5g。外用适量。

灵砂

【**原文**】 ^{líng shā dìng xīn zàng zhī zhèng chōng}灵砂定心脏之怔 忡

［**来源**］以水银和硫黄为原料，经人工加热升华而制成的硫化汞。

［**性味**］甘，温。有毒。

［**归经**］归心、胃经。

［**功效**］祛痰，降逆，安神，定惊。

［**应用**］头晕吐逆，反胃，小儿惊吐噫膈，心腹冷痛，心悸，怔忡，失眠，遗精等症。

［**用法用量**］内服：研末，0.3~1g，每日1次；或入丸、散。

［**使用注意**］不宜久服，不能过量。虚证者慎服。孕妇禁服。入药忌用火煅。

荜澄茄

【原文】   <ruby>盖<rt>gài</rt></ruby> <ruby>夫<rt>fū</rt></ruby> <ruby>散<rt>sàn</rt></ruby> <ruby>肾<rt>shèn</rt></ruby> <ruby>冷<rt>lěng</rt></ruby> <ruby>助<rt>zhù</rt></ruby> <ruby>脾<rt>pí</rt></ruby> <ruby>胃<rt>wèi</rt></ruby> <ruby>须<rt>xū</rt></ruby> <ruby>荜<rt>bì</rt></ruby> <ruby>澄<rt>chéng</rt></ruby> <ruby>茄<rt>qié</rt></ruby>

［来源］胡椒科木质攀缘性常绿植物荜澄茄或樟科落叶小乔木或灌木山鸡椒的果实。

［性味］辛，温。

［归经］归脾、胃、肾、膀胱经。

［功效］温中散寒，行气止痛。

［应用］

（1）胃寒疼痛，呕吐哕逆，食欲不振等。

（2）寒疝腹痛。

（3）下焦虚寒，小便不利。

［用法用量］煎服，1.5~6g。

莪术

【原文】   <ruby>疗<rt>liáo</rt></ruby> <ruby>心<rt>xīn</rt></ruby> <ruby>痛<rt>tòng</rt></ruby> <ruby>破<rt>pò</rt></ruby> <ruby>积<rt>jī</rt></ruby> <ruby>聚<rt>jù</rt></ruby>，用 <ruby>蓬<rt>yòngpéng</rt></ruby> <ruby>莪<rt>é</rt></ruby> <ruby>术<rt>zhú</rt></ruby>

［来源］姜科多年生草本植物莪术的根茎。

［性味］辛、苦，温。

［归经］归肝、脾经。

［功效］行气破血，消积止痛。

［应用］

（1）血瘀经闭，腹中包块；肝脾肿大；跌打肿痛。

（2）饮食积滞，胸腹痞胀作痛，呕吐酸水等症。

［用法用量］煎服，3~12g。

［使用注意］孕妇及月经过多者忌用。

砂仁

【原文】 缩砂止吐泻安胎，化酒食之剂

[来源] 姜科多年生草本植物阳春砂仁和缩砂的成熟果实。

[性味] 辛，温。

[归经] 归脾、胃、肾经。

[功效] 行气止痛，温胃止呕，温脾止泻。

[应用]

（1）脾胃气滞，腹痛胀满。

（2）脾胃虚寒，胸痞呕吐；妊娠呕吐。

（3）脾虚寒湿积滞之泻痢。

[用法用量] 煎服，3~6g。入汤剂宜后下。

附子

【原文】 附子疗虚寒翻胃，壮元阳之方

[来源] 毛茛科多年生草本植物乌头的子根的加工品。附子，乌头毒性较大，需经炮制后才作内服药用。

[性味] 辛、甘，大热。有毒。

[归经] 归心、肾、脾经。

[功效] 回阳救逆，助阳行水，祛寒止痛。

[应用]

（1）阳气虚微之心力衰竭，四肢厥冷，脉微欲绝，冷汗淋漓，或大吐、大下引起的上述亡阳虚脱证。

（2）肾阳衰微之身面水肿，腰以下肿甚，腰痛酸重，尿少之症。

（3）风寒湿痹之骨节疼痛；阴寒内盛之脘腹冷痛。

［用法用量］煎服，3~15g。本品有毒，宜先煎 0.5~1 小时，至口尝无麻辣感为度。

［使用注意］孕妇及阴虚阳亢者忌用。反半夏、瓜蒌、贝母、白蔹、白及。生品外用，内服须炮制。若内服过量，或炮制、煎煮方法不当，可引起中毒。

白豆蔻

【原文】 白豆蔻治冷泻
<small>bái dòu kòu zhì lěng xiè</small>

［来源］姜科多年生草本植物白豆蔻的种子。

［性味］辛，温。

［归经］归肺、脾、胃经。

［功效］行气止痛，化湿消痞，温胃止呕。

［应用］

（1）气滞所致的胸腹胀痛。

（2）湿温病症见胸闷不饥，舌苔浊腻。

（3）脾胃虚寒之消化不良，恶心呕吐，呃逆噫气等症。

［用法用量］煎服，3~6g。入汤剂宜后下。

乳香

【原文】 疗痈止痛于乳香
<small>liáo yōng zhǐ tòng yú rǔ xiāng</small>

［来源］橄榄科矮小灌木卡氏乳香树皮部采得的胶状树脂。

［性味］辛、苦，温。

［归经］归心、肝、脾经。

［功效］活血止痛，消肿生肌，伸筋活络。

［应用］

（1）跌打损伤，瘀血肿痛或筋脉拘挛；心血瘀阻之胸痛及血瘀胃痛、腹痛、痛经等症。

（2）痈疽肿痛或溃久不敛。可内服，亦可外用。

（3）痹证之筋脉拘挛。

[**用法用量**] 煎服，3~9g。外用适量，研末外敷。

[**使用注意**] 孕妇及无瘀滞者忌用。

红豆蔻

【原文】 红豆蔻止吐酸
（hóng dòu kòu zhǐ tù suān）

[**来源**] 姜科多年生草本植物大高良姜的成熟果实。

[**性味**] 辛，温。

[**归经**] 归脾、胃经。

[**功效**] 温中散寒，行气止痛，解酒毒。

[**应用**]

（1）寒湿所致的脘腹冷痛。

（2）饮酒过度所致的呕吐、泄泻、不欲饮食。

[**用法用量**] 煎服，3~6g。

干漆

【原文】 消血杀虫于干漆
（xiāo xuè shā chóng yú gān qī）

[**来源**] 漆树科落叶乔木漆树树脂经加工后的干燥品。

[**性味**] 辛、苦，温。有毒。

[**归经**] 归肝、胃经。

[**功效**] 破血消积，燥湿杀虫。

[**应用**]

（1）腹中瘀血，结块作痛，月经不调，肌肤甲错等症；月经闭止。

（2）肠胃诸虫。

［**用法用量**］不宜入煎剂；入丸、散剂用，1~3g。

［**使用注意**］孕妇忌用。

鹿茸

【**原文**】 岂知鹿茸生精血，腰脊崩漏之均补
<small>qǐ zhī lù róngshēng jīng xuè yāo jǐ bēng lòu zhī jūn bǔ</small>

［**来源**］脊椎动物鹿科梅花鹿或马鹿的雄鹿头上未骨化而带毛茸的幼角。

［**性味**］甘、咸，温。

［**归经**］归肝、肾经。

［**功效**］补肾阳，益精血，强筋骨，调冲任，托疮毒。

［**应用**］

（1）肾阳不足之畏寒乏力，阳痿滑精，遗尿尿频，女子不孕等症。

（2）精亏血虚之腰脊酸痛，骨软无力，精神疲倦，眩晕耳鸣等症。

（3）小儿肝肾不足，发育不良，症见筋骨痿软、行迟齿迟、囟门过期不合等症。

（4）妇女冲任虚寒，崩漏带下。

（5）疮疡久溃不敛，阴疽疮肿内陷不起。

［**用法用量**］研末吞服，或入丸、散剂，每次 1~2g。

［**使用注意**］服用本品宜从小量开始，缓缓增加，不可骤用大量，以免阳升风动，头晕目赤，或伤阴动血。凡发热者均当忌服。

附药：鹿角 《药性赋》原文：鹿角秘精髓，而腰脊之痛除。鹿角为梅花鹿和各种雄鹿已骨化的角。味咸，性温。归肝、肾经。功能补肾助阳，强筋健骨，活血散瘀。可作为鹿茸之替代品，唯效力较弱。临床多用于治疗疮疡肿毒，乳痈，产后瘀血腹痛、腰痛、胞衣不下等。内服或外敷均可。用量6~15g，水煎服或研末服。外用磨汁涂或锉末敷。

鹿角胶 《药性赋》原文：鹿角胶住血崩，能补虚羸劳绝。鹿角胶为鹿角煎熬浓缩而成的胶块。味甘、咸，性温。归肝、肾经。功能补肝肾，益精血。功效虽不如鹿茸之峻猛，但比鹿角为佳，并有良好的止血作用。适用于肾阳不

足，精血亏虚，虚劳羸瘦，吐衄便血，崩漏之偏于虚寒者，以及阴疽内陷等。用量6~15g。用开水或黄酒加温，烊化服，或入丸散膏剂。

虎骨

【原文】 虎骨壮筋骨，寒湿毒风之并祛
hǔ gǔ zhuàng jīn gǔ　hán shī dú fēng zhī bìng qū

[来源] 脊椎动物猫科虎的全身骨骼。

[性味] 辛、甘，温。

[归经] 归肝、肾经。

[功效] 搜风祛寒，强筋健骨。

[应用]

（1）风寒湿痹之筋骨酸痛。

（2）肝肾不足之筋骨痿软、行步无力等症。

[用法用量] 煎服，3~9g。多配丸、散、酒剂用。

注意：虎是国家保护动物，虎骨现已禁用。

檀香

【原文】 檀香定霍乱而心气之痛愈
tán xiāng dìng huò luàn ér xīn qì zhī tòng yù

[来源] 檀香科常绿小乔木檀香树干的心材。

[性味] 辛，温。

[归经] 归脾、胃、肺经。

[功效] 行气止痛，温胃止呕。

[应用]

（1）气滞寒凝所致的脘腹冷痛、胸痹绞痛等症。

（2）胃寒疼痛，呕吐清水。

[用法用量] 煎服，1~3g，宜后下。

米醋

【原文】 <ruby>消<rt>xiāo</rt></ruby><ruby>肿<rt>zhǒng</rt></ruby><ruby>益<rt>yì</rt></ruby><ruby>血<rt>xuè</rt></ruby><ruby>于<rt>yú</rt></ruby><ruby>米<rt>mǐ</rt></ruby><ruby>醋<rt>cù</rt></ruby>

[**来源**] 以谷子、高粱、糯米、大麦、玉米、红薯、酒糟、红枣、苹果、葡萄、柿子等粮食和果品为原料，经过发酵酿造而成的调味品。

[**性味**] 酸，温。

[**归经**] 归肝、胃经。

[**功效**] 祛脂降压，解毒，解酒，消食，减肥，安神除烦。

[**应用**] 高脂血症，高血压，醉酒，纳差，肥胖，烦躁等。

[**用法用量**] 成人每天可食用醋的量为 20~40ml。直接食用，或者浸泡鸡蛋、花生等食物食用。

[**使用注意**]

（1）空腹不宜食用。

（2）胃溃疡和胃酸过多的患者不宜食用。

（3）正在服用某些西药者不宜食用。

紫苏

【原文】 <ruby>下<rt>xià</rt></ruby><ruby>气<rt>qì</rt></ruby><ruby>散<rt>sàn</rt></ruby><ruby>寒<rt>hán</rt></ruby><ruby>于<rt>yú</rt></ruby><ruby>紫<rt>zǐ</rt></ruby><ruby>苏<rt>sū</rt></ruby>

[**来源**] 唇形科一年生草本植物紫苏的茎叶。

[**性味**] 辛，温。

[**归经**] 归肺、脾、胃经。

[**功效**] 散寒解表，健胃止呕，理气安胎，解鱼蟹毒。

[**应用**]

（1）感冒风寒，咳嗽胸闷。

（2）脾胃气滞所致的消化不良、胸闷呕吐、恶心食少等症。

（3）气机不利所致的胎动不安、胸闷气胀、呕吐恶心等症。

（4）食鱼蟹中毒所致的呕吐、腹泻、腹痛等症。

[**用法用量**] 煎服，6~12g。

白扁豆

【**原文**】 扁豆助脾
<small>biǎn dòu zhù pí</small>

[**来源**] 豆科一年蔓生草本植物扁豆开白花植株的种子。

[**性味**] 甘，微温。

[**归经**] 归脾、胃经。

[**功效**] 消暑化湿，补脾止泻，解毒和中。

[**应用**]

（1）夏月暑湿内伤所致的吐泻腹痛。

（2）脾虚泄泻，妇女带下。

（3）酒精、鱼蟹、河豚等中毒引起的吐泻腹痛。

[**用法用量**] 煎服，9~15g。治暑湿、解毒宜生用，健脾和胃止泻宜炒用。

酒

【**原文**】 则酒有行药破结之用
<small>zé jiǔ yǒu xíng yào pò jié zhī yòng</small>

[**来源**] 高粱、大麦、米、甘薯、玉米、葡萄等为原料酿制而成的饮料。

[**性味**] 辛、甘、苦，温。

[**归经**] 归心、肝、肺、胃经。

[**功效**] 通血脉，御寒气，行药势，解毒。

[**应用**] 风寒痹痛，筋脉挛急，胸痹心痛，脘腹冷痛，毒蛇咬伤等。

[**用法用量**] 适量温饮，或和药同煮或浸药。外用：适量，单用或制成酒剂涂搽，或湿敷。

[**使用注意**] 阴虚、湿热及失血者忌服。

麝香

【原文】 ^{shè xiāng kāi qiào} 麝 香 开 窍

[**来源**] 鹿科动物林麝、马麝或原麝成熟雄体香囊中的干燥分泌物。

[**性味**] 辛，温。

[**归经**] 归心、脾经。

[**功效**] 开窍醒神，活血消肿，通经达络。

[**应用**]

（1）热病神昏痉厥，及中风痰厥、气厥之卒然昏倒的内闭证。

（2）跌打损伤，瘀血阻滞，遍身疼痛；咽喉肿痛；痈疽肿毒。

（3）癥瘕，经闭；胎死腹中，胎衣不下。

[**用法用量**] 入丸、散剂，0.03~0.1g，不宜入煎剂。外用适量。

[**使用注意**] 孕妇禁用。

葱白

【原文】 ^{zé cōng wéi tōngzhōng fā hàn zhī xū} 则 葱 为 通 中 发 汗 之 需

[**来源**] 百合科多年生草本植物青葱近根部的白茎。

[**性味**] 辛，温。

[**归经**] 归肺、胃经。

[**功效**] 散寒解表，通阳回厥。

[**应用**]

（1）感冒风寒初起之轻证。

（2）阴寒内盛，虚阳上越，四肢厥冷，下利稀便，面赤，脉微；寒凝气阻，脘腹疼痛，或小便闭胀者。

［**用法用量**］煎服，3~9g。

五灵脂

【**原文**】　尝观五灵脂治崩漏，理血气之刺痛

［**来源**］哺乳脊椎动物鼯鼠科复齿鼯鼠的干燥粪便。

［**性味**］甘，温。

［**归经**］归肝经。

［**功效**］活血止痛，化瘀止血。

［**应用**］

（1）气血瘀滞之心腹胁肋诸痛及疝痛、经闭、痛经、产后瘀阻等症。

（2）妇女崩漏。

［**用法用量**］煎服，3~9g，宜包煎。

［**使用注意**］血虚无瘀及孕妇慎用。"十九畏"认为人参畏五灵脂，一般不宜同用。

血竭

【**原文**】　麒麟竭止血出，疗金疮之伤折

［**来源**］棕榈科常绿藤本蔓茎植物麒麟竭的红色树脂。

［**性味**］甘、咸，平。

［**归经**］归心，肝经。

［**功效**］活血定痛，化瘀止血，敛疮生肌。

［**应用**］

（1）跌打损伤，筋断骨折之瘀血肿痛。

（2）痈疽溃疡，疮面久不愈合；鼻衄、齿衄、刀伤出血等症。

［**用法用量**］内服，多入丸、散，研末服，每次1~2g。外用适量，研末

外敷。

[使用注意] 无瘀血者不宜用，孕妇及月经期患者忌用。

麋茸

【原文】 <ruby>麋<rt>mí</rt></ruby><ruby>茸<rt>róng</rt></ruby><ruby>壮<rt>zhuàng</rt></ruby><ruby>阳<rt>yáng</rt></ruby><ruby>以<rt>yǐ</rt></ruby><ruby>助<rt>zhù</rt></ruby><ruby>肾<rt>shèn</rt></ruby>

[来源] 鹿科动物麋鹿的未骨化的带有茸毛的幼角。

[性味] 甘，温。

[归经] 归肾经。

[功效] 补肾阳，益精血，强筋骨，壮腰膝。

[应用] 虚劳羸瘦，精血不足，阳痿，不孕，腰膝酸软，筋骨疼痛等症。

[用法用量] 入丸、散，或浸酒，熬膏，3~6g。

当归

【原文】 <ruby>当<rt>dāng</rt></ruby><ruby>归<rt>guī</rt></ruby><ruby>补<rt>bǔ</rt></ruby><ruby>虚<rt>xū</rt></ruby><ruby>而<rt>ér</rt></ruby><ruby>养<rt>yǎng</rt></ruby><ruby>血<rt>xuè</rt></ruby>

[来源] 伞形科多年生草本植物当归的根。

[性味] 甘、辛，温。

[归经] 归肝、心、脾经。

[功效] 补血调经，活血止痛，润肠通便。

[应用]

（1）心肝血虚所致的月经不调、经闭、痛经等症。

（2）跌打损伤，痈疽疮疡，风湿痹痛，及经产血滞疼痛等症。

（3）血虚肠燥便秘。

[用法用量] 煎服，6~15g。

海螵蛸

【原文】 乌贼骨止带下，且除崩漏目翳

[来源] 乌贼科软体动物无针乌贼或金乌贼的内壳。

[性味] 咸、涩，微温。

[归经] 归肝、肾经。

[功效] 收敛止血，固精止带，制酸止痛，收湿敛疮。

[应用]

（1）妇女崩漏，便血，痔血，肺胃出血。

（2）遗精、滑精；肾虚带下清稀。

（3）胃脘痛胃酸过多者。

（4）疮面多脓，皮肤湿疹，下肢溃疡等。

[用法用量] 煎服，6~12g。外用适量。

白花蛇

【原文】 白花蛇治瘫痪，疗风痒之癣疹

[来源] 蝮蛇科动物五步蛇及眼镜蛇科银环蛇幼蛇的干燥全体。

[性味] 甘、咸，温。有毒。

[归经] 归肝经。

[功效] 祛风通络，定痉止痛。

[应用] 中风伤湿之肌肉麻痹，骨节疼痛；麻风疠毒，手足麻木；年久头风头痛；破伤风等。

[用法用量] 多用于丸、散、酒、膏剂，3~6g，一般不入煎剂。

[使用注意] 孕妇忌用。

乌梢蛇

【原文】 乌梢蛇疗不仁，去疮疡之风热
wū shāo shé liáo bù rén　qù chuāngyáng zhī fēng rè

[来源] 游蛇科动物乌梢蛇的干燥体。

[性味] 甘、平。

[归经] 归肝经。

[功效] 祛风，通络，止痉。

[应用]

（1）风湿顽痹，中风半身不遂。

（2）小儿惊风，破伤风。

（3）麻风，疥癣。

[用法用量] 煎服，9~12g；研末，每次 2~3g，或入丸剂、酒浸服。外用适量。

乌药

【原文】 乌药有治冷气之理
wū yào yǒu zhì lěng qì zhī lǐ

[来源] 樟科常绿灌木或小乔木乌药的块根。

[性味] 辛，温。

[归经] 归脾、肺、肾、膀胱经。

[功效] 行气止痛，温肾散寒。

[应用]

（1）胸腹闷胀疼痛，及疝气、痛经等。

（2）虚寒性小便频数。

[用法用量] 煎服，6~9g。

禹余粮

【原文】 禹余粮乃疗崩漏之因

[**来源**] 斜方晶系褐铁矿的矿石。

[**性味**] 甘、涩，平。

[**归经**] 归胃、大肠经。

[**功效**] 涩肠止泻，收敛止血止带。

[**应用**]

（1）久泻、久痢不止。

（2）便血，痢血及崩漏，带下等。

[**用法用量**] 煎服，9~24g。

[**使用注意**] 孕妇慎用。

巴豆

【原文】 巴豆利痰水，能破寒积

[**来源**] 大戟科常绿乔木巴豆树的成熟种子。

[**性味**] 辛，热。有大毒。

[**归经**] 归胃、大肠经。

[**功效**] 温肠泻积，逐水消胀，解疔疮毒。

[**应用**]

（1）寒积便秘；小儿痰食壅滞、疳积等症。

（2）腹水膨胀。

（3）疮疡疔毒。

[**用法用量**] 只入丸、散剂，0.1~0.3g。大多数需制成巴豆霜用，以减低毒性。外用适量。

[**使用注意**] 孕妇及体弱者忌用。不宜与牵牛子同用。

独活

【原文】 独活疗诸风，不论久新

[**来源**] 伞形科多年生草本植物重齿毛当归的根。

[**性味**] 辛、苦，微温。

[**归经**] 归肾、肝经。

[**功效**] 祛风胜湿止痛，散寒解表。

[**应用**]

（1）风湿痹痛，腰膝两足偏重者。

（2）风寒夹湿的头痛、全身肢节酸痛等。

[**用法用量**] 煎服，3~9g。外用适量。

山茱萸

【原文】 山茱萸治头晕遗精之药

[**来源**] 山茱萸科落叶小乔木山茱萸的成熟果肉。

[**性味**] 酸、涩，微温。

[**归经**] 归肝、肾经。

[**功效**] 补益肝肾，涩精缩尿，固经止血，敛汗固脱。

[**应用**]

（1）肝肾不足之阳痿遗精，腰酸，眩晕，耳鸣、耳聋，小便频数等症。

（2）妇女体虚，月经过多或漏下不止等。

（3）大汗欲脱或久病虚脱之证。

[**用法用量**] 煎服，6~12g，急救固脱可用至30g。

白石英

【原文】 <ruby>白<rt>bái</rt></ruby> <ruby>石<rt>shí</rt></ruby> <ruby>英<rt>yīng</rt></ruby> <ruby>医<rt>yī</rt></ruby> <ruby>咳<rt>ké</rt></ruby> <ruby>嗽<rt>sòu</rt></ruby> <ruby>吐<rt>tù</rt></ruby> <ruby>脓<rt>nóng</rt></ruby> <ruby>之<rt>zhī</rt></ruby> <ruby>人<rt>rén</rt></ruby>

[**来源**] 氧化物类矿物石英的矿石。

[**性味**] 甘，温。

[**归经**] 归肺、肾、心经。

[**功效**] 润肺温肾，镇惊安神，止咳降逆，通利小便。

[**应用**] 肺痿吐脓，咳逆上气，惊悸善忘，心神不安，阳痿不举，小便不利，消渴，水肿等。

[**用法用量**] 煎服，9~15g。打碎先煎。

厚朴

【原文】 <ruby>厚<rt>hòu</rt></ruby> <ruby>朴<rt>pò</rt></ruby> <ruby>温<rt>wēn</rt></ruby> <ruby>胃<rt>wèi</rt></ruby> <ruby>而<rt>ér</rt></ruby> <ruby>去<rt>qù</rt></ruby> <ruby>呕<rt>ǒu</rt></ruby> <ruby>胀<rt>zhàng</rt></ruby>， <ruby>消<rt>xiāo</rt></ruby> <ruby>痰<rt>tán</rt></ruby> <ruby>亦<rt>yì</rt></ruby> <ruby>验<rt>yàn</rt></ruby>

[**来源**] 木兰科落叶乔木厚朴或凹叶厚朴的树皮或根皮。

[**性味**] 苦、辛，温。

[**归经**] 归脾、胃、肺、大肠经。

[**功效**] 行气化湿，温中止痛，降逆平喘。

[**应用**]

（1）湿困脾胃，或食积气滞所致的脘腹胀闷，或腹痛、泄泻等；脾胃寒湿，胸腹气滞胀满；肠胃湿热，气滞胀满便秘者。

（2）脘腹寒滞疼痛，胀满少食等。

（3）湿痰壅肺，咳嗽气喘。

[**用法用量**] 煎服，3~9g。

[**使用注意**] 孕妇慎用。

肉桂

【原文】 肉桂行血而疗心痛，止汗如神
<small>ròu guì xíng xuè ér liáo xīn tòng zhǐ hàn rú shén</small>

[来源] 樟科常绿乔木肉桂的树皮。

[性味] 辛、甘，大热。

[归经] 归肝、肾、心、脾、胃经。

[功效] 补火助阳，散寒止痛，温经通脉，引火归原。

[应用]

（1）肾阳不足，命门火衰所致的阳痿宫冷、滑精遗尿、夜尿频多、腰膝冷痛等症。

（2）寒邪内侵或脾胃虚寒所致的脘腹冷痛、疝痛等症。

（3）风寒湿痹，尤以寒痹腰痛为主；胸阳不振，寒邪内侵所致的胸痹心痛；阳虚寒凝所致的阴疽、流注；冲任虚寒，寒凝血滞所致的闭经、痛经等。

（4）元阳亏虚，虚阳上浮所致的面赤、虚喘、汗出、心悸、脉微弱者。

[用法用量] 煎服，1~4.5g，宜后下或焗服；研末冲服，每次 1~2g。

[使用注意] 孕妇忌用。畏赤石脂。

鲫鱼

【原文】 是则鲫鱼有温胃之功
<small>shì zé jì yú yǒu wēn wèi zhī gōng</small>

[来源] 辐鳍鱼亚纲鲤形目鲤科鲫属淡水鱼鲫鱼。

[性味] 甘，平。

[归经] 归脾、胃、大肠经。

[功效] 利水消肿，益气健脾，下乳，解毒。

[应用] 脾虚水肿，小便不利；脾胃虚弱之食少乏力，呕吐或腹泻；气血虚弱所致的乳汁不通；便血，痔疮出血，痈肿溃疡等。

［**用法用量**］煮食，每日 250~500g。

［**使用注意**］感冒发热者不宜多食。

代赭石

【**原文**】　<ruby>代<rt>dài</rt></ruby><ruby>赭<rt>zhě</rt></ruby><ruby>乃<rt>nǎi</rt></ruby><ruby>镇<rt>zhèn</rt></ruby><ruby>肝<rt>gān</rt></ruby><ruby>之<rt>zhī</rt></ruby><ruby>剂<rt>jì</rt></ruby>

［**来源**］三方晶系氧化物类矿物赤铁矿的块状矿石。

［**性味**］苦，寒。

［**归经**］归肝、心经。

［**功效**］平肝潜阳，重镇降逆，凉血止血。

［**应用**］

（1）肝阳上亢所致的头痛、眩晕。

（2）气逆引起的呕吐、噫气、痞胀、吐黏涎；胆火上冲之呕吐、呃逆。

（3）血热妄行所致的吐血、衄血及妇女崩漏下血。

［**用法用量**］煎服，9~30g。宜打碎先煎。入丸、散，每次 1~3g。外用适量。降逆、平肝宜生用，止血宜煅用。

［**使用注意**］孕妇慎用。因本品含微量砷，故不宜长期服用。

沉香

【**原文**】　<ruby>沉<rt>chén</rt></ruby><ruby>香<rt>xiāng</rt></ruby><ruby>下<rt>xià</rt></ruby><ruby>气<rt>qì</rt></ruby><ruby>补<rt>bǔ</rt></ruby><ruby>肾<rt>shèn</rt></ruby>，<ruby>定<rt>dìng</rt></ruby><ruby>霍<rt>huò</rt></ruby><ruby>乱<rt>luàn</rt></ruby><ruby>之<rt>zhī</rt></ruby><ruby>心<rt>xīn</rt></ruby><ruby>痛<rt>tòng</rt></ruby>

［**来源**］瑞香科常绿乔木沉香或白木香含有棕黑色树脂的木心经干燥后加工而成。

［**性味**］辛、苦，微温。

［**归经**］归脾、胃、肾经。

［**功效**］行气止痛，温中止呕，纳气平喘。

［应用］

（1）气滞之胸胁痞满疼痛，及妇女月经不调，少腹疼痛。

（2）胃寒之呕吐、呃逆。

（3）下元虚冷，肾不纳气之虚喘；上盛下虚之痰饮喘嗽。

［**用法用量**］煎服，1.5~4.5g，宜后下；或磨汁冲服，或入丸、散剂，每次0.5~1g。

橘皮

【**原文**】　橘皮开胃去痰，导壅滞之逆气

［**来源**］芸香科常绿小乔木橘树的成熟果实之果皮。入药以陈者为佳，故又名陈皮。

［**性味**］辛、苦，温。

［**归经**］归脾、肺经。

［**功效**］燥湿化痰，理气健脾。

［**应用**］

（1）痰湿滞塞之咳嗽痰多，胸闷不畅。

（2）脾胃气滞之消化不良，腹胀脘闷，食欲不振，恶心呕吐等症。

［**用法用量**］煎服，3~9g。

　附药：橘核　《药性赋》原文：橘核仁治腰痛疝气之真。橘核为橘的种子。味苦，性平，归肝经。功能理气散结，止痛。适用于疝气疼痛、睾丸肿痛及乳房结块等。煎服，3~9g。

第三节　温性药

木香

【原文】　木香理乎气滞

[来源] 菊科宿根草本植物云木香、越西木香或川木香等的根。

[性味] 辛、苦，温。

[归经] 归脾、胃、大肠、三焦经。

[功效] 行气止痛，健脾消食。

[应用]

（1）胃肠气滞之脘腹胀痛，泻痢后重；食积气滞之脘腹胀满，大便秘结等。

（2）消化不良，食欲不振，呕吐，慢性腹泻等症。

[用法用量] 煎服，1.5~6g。理气多生用，止泻多煨用。入汤剂不宜久煎。

半夏

【原文】　半夏主于痰湿

[来源] 天南星科多年生草本植物半夏的地下类球形块茎。

[性味] 辛，温。有毒。

[归经] 归脾、胃、肺经。

[功效] 燥湿化痰，降逆止呕，消痞散结。外用消肿散结。

［应用］

（1）湿痰咳嗽，症见痰多清稀；或痰逆头眩。

（2）胃寒或痰饮呕吐。

（3）心下痞，结胸，梅核气。

（4）外用可治疗瘿瘤，痰核，痈疽肿毒，毒蛇咬伤等。

［**用法用量**］煎服，3~9g。一般宜制用。

［**使用注意**］反乌头。

苍术

【原文】 苍术治目盲，燥脾去湿宜用
cāng zhú zhì mù máng   zào pí qù shī yí yòng

［**来源**］菊科多年生草本植物南苍术或北苍术的根茎。

［**性味**］辛、苦，温。

［**归经**］归脾、胃、肝经。

［**功效**］祛风胜湿，健脾止泻，散寒解表，除障明目。

［**应用**］

（1）风湿或寒湿引起的关节肢体疼痛。

（2）湿邪困脾所致的脘腹胀闷或泄泻。

（3）外感风寒之头痛无汗者。

（4）内外翳障、青盲、夜盲等目疾。

［**用法用量**］煎服，6~9g。

菜菔子

【原文】 萝卜去膨胀，下气治面尤堪
luó bo qù péngzhàng   xià qì zhì miàn yóu kān

［**来源**］十字花科植物萝卜的成熟种子。

［**性味**］辛、甘，平。

［归经］归肺、脾、胃经。

［功效］消食消胀，降气化痰。

［应用］

（1）食积气滞所致的脘腹胀满或疼痛，嗳气吞酸。

（2）咳喘痰壅，胸闷兼食积者。

［用法用量］煎服，6~9g。

［使用注意］不宜与人参同用。

钟乳石

【原文】　况夫钟乳粉补肺气，兼疗肺虚
　　　　　kuàng fū zhōng rǔ fěn bǔ fèi qì　　jiān liáo fèi xū

［来源］碳酸盐类矿物钟乳石的乳状石块。

［性味］甘，温。

［归经］归肺、肾、胃经。

［功效］温肺止咳，益肾助阳，利九窍，下乳。

［应用］

（1）寒哮痰喘，肺痨喘息。

（2）阳痿遗精，脚弱冷痛等症。

（3）胃虚乳汁不通。

［用法用量］煎服，9~15g。

青盐

【原文】　青盐治腹痛且滋肾水
　　　　　qīng yán zhì fù tòng qiě zī shèn shuǐ

［来源］氯化物类石盐族矿物石盐的结晶体。

［性味］咸，寒。

［归经］归心、肾、肝、肺、膀胱经。

［**功效**］泻热，凉血，明目，润燥。

［**应用**］尿血、吐血、齿舌出血，目赤肿痛，牙痛，大便秘结。

［**用法用量**］煎汤，0.9~1.5g；或入丸、散剂。外用：适量研末揩牙；或水化漱口、洗目。

［**使用注意**］水肿者慎用。

山药

【**原文**】 山药而腰湿能医

［**来源**］薯蓣科多年蔓生草本植物薯蓣的块根。

［**性味**］甘，平。

［**归经**］归脾、肺、肾经。

［**功效**］补脾止泻，养肺益阴，益肾固精，养阴生津。

［**应用**］

（1）脾胃虚弱之食少体倦；脾虚泄泻，症见大便稀溏等。

（2）肺虚喘咳，虚劳咳嗽等。

（3）肾虚遗精或带下尿频等症。

（4）消渴或阴虚津亏之烦热口渴。

［**用法用量**］煎服，15~30g。麸炒可增强补脾止泻作用。

阿胶

【**原文**】 阿胶而痢嗽皆止

［**来源**］马科动物驴的皮，经漂泡去毛后熬制而成的胶块。

［**性味**］甘，平。

［**归经**］归肝、肺、肾经。

［**功效**］补血止血，滋阴润燥。

［应用］

（1）虚性失血、吐血、咯血、胎产崩漏等症。

（2）阴虚所致的心烦失眠；肺虚有热之燥咳；阴血亏虚，不能养筋所致的惊厥抽搐等症。

［**用法用量**］烊化冲服，6~15g。

赤石脂

【**原文**】 赤石脂治精浊而止泄，兼补崩 中

［**来源**］单斜晶系的多水高岭石，选择红色滑腻如脂的块状物。

［**性味**］甘、酸、涩，温。

［**归经**］归肾、大肠经。

［**功效**］涩肠止泻，收敛止血，敛疮生肌。

［**应用**］

（1）久泻、久痢不止，或便血等症。

（2）妇女月经过多、崩漏、带下属于虚寒者。

（3）痈疮溃疡，疮口不敛。

［**用法用量**］煎服，9~18g。外用适量，研细末撒患处或调敷。

［**使用注意**］孕妇慎用。煨官桂。

阳起石

【**原文**】 阳起石暖子宫以 壮 阳，更疗阴痿

［**来源**］硅酸盐类角闪石族矿物透闪石及其异种透闪石石棉。

［**性味**］咸，温。

［**归经**］归肾经。

［**功效**］温肾壮阳。

［应用］肾阳不足，下元虚寒，阳痿不举，遗精早泄，妇女宫冷不孕兼腰膝冷痹等。

［用法用量］煎服，3~6g；或入丸、散剂。

紫菀

【原文】　诚 以 紫 菀 治 嗽
<small>chéng yǐ zǐ wǎn zhì sòu</small>

［来源］菊科多年生草本植物紫菀的根茎及根。

［性味］辛、苦，微温。

［归经］归肺经。

［功效］润肺下气，化痰止咳。

［应用］咳嗽，无论外感、内伤，病程长短，寒热虚实，皆可用之。尤其适用于阴虚劳热，痰中带血；肺气衰弱，寒咳喘息而无热者。

［用法用量］煎服，6~9g。外感咳嗽宜生用，久咳虚嗽宜炙用。

防风

【原文】　防 风 祛 风
<small>fáng fēng qū fēng</small>

［来源］伞形科多年生草本植物防风的根。

［性味］辛、甘，微温。

［归经］归膀胱、肝、脾经。

［功效］散风解表，胜湿止痛，祛风止痉。

［应用］

（1）外感表证之头痛身痛；风疹，皮肤瘙痒。

（2）风寒湿痹之筋脉拘急，肢节疼痛。

（3）外风引起的痉挛抽搐。

［用法用量］煎服，3~9g。

苍耳子

【原文】 苍耳子透脑止涕
cāng ěr zǐ tòu nǎo zhǐ tì

［来源］菊科一年生草本植物苍耳带总苞的果实。

［性味］辛、苦，温。有小毒。

［归经］归肺、肾经。

［功效］散风通窍，除湿止痛。

［应用］

（1）风寒感冒之头痛，恶寒无汗。

（2）治鼻渊之良药，可治疗鼻渊引起的头痛。

（3）风湿关节疼痛，四肢拘挛。

［用法用量］煎服，3~9g。

威灵仙

【原文】 威灵仙宣风通气
wēi líng xiān xuān fēng tōng qì

［来源］毛茛科多年生攀缘性灌木威灵仙、棉团铁线莲或东北铁线莲的根及根茎。

［性味］辛、咸，温。

［归经］归膀胱经。

［功效］祛风除湿，通络止痛，消痰逐饮，行气化滞。

［应用］

（1）风湿痹痛，风邪偏盛之拘挛掣痛。

（2）胸膈停痰宿饮，喘咳呕逆等症。

（3）妇女气血凝滞之腹痛。

［用法用量］煎服，3~9g。

细辛

【原文】 细辛去头风，止嗽而疗齿痛
(xì xīn qù tóu fēng，zhǐ sòu ér liáo chǐ tòng)

[来源] 马兜铃科多年生草本植物北细辛或华细辛的全草。

[性味] 辛，温。有小毒。

[归经] 归肺、肾经。

[功效] 散寒解表，祛风止痛，温肺化饮。

[应用]

（1）素体阳虚，感受风寒，症见恶寒发热、寒重热轻、身倦欲卧者。

（2）头风头痛，风冷牙痛，风寒湿痹所致的关节疼痛。

（3）痰饮喘咳，症见痰多清稀。

[用法用量] 煎服，1~3g；入散剂，0.5~1g。

[使用注意] 不宜与藜芦同用。

艾叶

【原文】 艾叶治崩漏，安胎而医痢红
(ài yè zhì bēng lòu，ān tāi ér yī lì hóng)

[来源] 菊科多年生草本植物艾的叶。

[性味] 辛、苦，温。有小毒。

[归经] 归肝、脾、肾经。

[功效] 温经止血，散寒调经，安胎。

[应用]

（1）虚寒性崩漏下血等症。

（2）妇女宫冷带下、月经不调、腹痛、不孕等症。

（3）胎动不安。

[用法用量] 煎服，3~9g。外用适量。温经止血宜炒炭用，其余生用。

羌活

【原文】 羌活明目驱风，除筋挛肿痛

[来源] 伞形科多年生草本植物羌活或宽叶羌活的根茎及根。

[性味] 辛、苦，温。

[归经] 归膀胱、肝、肾经。

[功效] 散寒解表，通痹止痛。

[应用]

（1）外感风寒，症见恶寒发热、头痛、一身肢节疼痛等。

（2）风湿痹痛，症见肩、臂、肢节疼痛或一身尽痛等症。

[用法用量] 煎服，3~9g。

白芷

【原文】 白芷止崩治肿，疗痔瘘疮痈

[来源] 伞形科多年生草本植物兴安白芷、川白芷、杭白芷的根。

[性味] 辛，温。

[归经] 归胃、大肠、肺经。

[功效] 散寒解表，祛风止痛，消肿排脓，化湿止带。

[应用]

（1）风寒感冒，头痛偏于额部者。

（2）头风痛、眉棱骨痛、鼻渊头痛、齿痛、胃痛等。

（3）乳痈肿痛及其他痈肿。

（4）妇女寒湿下注所致的白带过多。

[用法用量] 煎服，3~9g。外用适量。

红花

【原文】 若乃红蓝花通经，治产后恶血之余

[来源] 菊科一年生草本植物红花的干燥花。

[性味] 辛，温。

[归经] 归心、肝经。

[功效] 活血通经，祛瘀止痛。

[应用]

（1）血滞之经闭、痛经，产后瘀滞腹痛等。

（2）癥瘕积聚。

（3）胸痹心痛，血瘀之腹痛、胁痛等。

（4）跌打损伤，瘀滞肿痛。

（5）瘀热郁滞之斑疹色暗。

[用法用量] 煎服，3~9g。外用适量。

[使用注意] 孕妇忌用。有出血倾向者慎用。

刘寄奴

【原文】 刘寄奴散血，疗汤火金疮之苦

[来源] 菊科多年生草本植物奇蒿或白苞蒿的全草。

[性味] 苦，温。

[归经] 归心、肝、脾经。

[功效] 散瘀止痛，疗伤止血，破血通经，消食化积。

[应用]

（1）跌打损伤所致的肿痛出血。

（2）血瘀经闭，产后瘀滞腹痛。

（3）食积腹痛，赤白痢疾。

[**用法用量**] 煎服，3~9g。外用适量，研末敷或调敷，亦可鲜品捣烂外敷。

[**使用注意**] 孕妇慎用。

茵芋叶

【**原文**】 <ruby>减<rt>jiǎn</rt></ruby> <ruby>风<rt>fēng</rt></ruby> <ruby>湿<rt>shī</rt></ruby> <ruby>之<rt>zhī</rt></ruby> <ruby>痛<rt>tòng</rt></ruby> <ruby>则<rt>zé</rt></ruby> <ruby>茵<rt>yīn</rt></ruby> <ruby>芋<rt>yú</rt></ruby> <ruby>叶<rt>yè</rt></ruby>

[**来源**] 芸香科多年生木本植物茵芋或乔木茵芋的茎叶。

[**性味**] 辛、苦，温。有毒。

[**归经**] 归肝、肾经。

[**功效**] 祛风胜湿。

[**应用**] 风湿痹痛，四肢挛急，两足软弱等症。

[**用法用量**] 浸酒或入丸剂，0.9~1.8g。

[**使用注意**] 阴虚而无风湿实邪者禁服。茵芋有毒，内服宜慎，用量不宜过大，否则易引起中毒。

骨碎补

【**原文**】 <ruby>疗<rt>liáo</rt></ruby> <ruby>折<rt>zhé</rt></ruby> <ruby>伤<rt>shāng</rt></ruby> <ruby>之<rt>zhī</rt></ruby> <ruby>症<rt>zhèng</rt></ruby> <ruby>则<rt>zé</rt></ruby> <ruby>骨<rt>gǔ</rt></ruby> <ruby>碎<rt>suì</rt></ruby> <ruby>补<rt>bǔ</rt></ruby>

[**来源**] 水龙骨科多年附生蕨类植物槲蕨的根茎。

[**性味**] 苦，温。

[**归经**] 归肝、肾经。

[**功效**] 活血疗伤，补肾强骨。

[**应用**]

（1）跌打损伤或创伤，筋骨损伤，瘀滞肿痛。

（2）肾虚腰痛脚弱，耳鸣耳聋，牙痛，久泻。

[**用法用量**] 煎服，9~15g。外用适量，研末调敷，亦可鲜品捣敷或浸酒擦患处。

藿香

【原文】 藿香叶辟恶气而定霍乱

[来源] 唇形科一年生或多年生草本植物广藿香或藿香的全草。

[性味] 辛，微温。

[归经] 归脾、胃、肺经。

[功效] 发表解暑，化湿止呕，行气止痛。

[应用]

（1）暑月内伤生冷，外感风寒，症见寒热头痛、胸闷、腹胀、呕恶、便泻等；夏季伤暑，症见头昏胸闷、恶心、口中黏腻、不欲饮食等。

（2）寒湿内阻之脘痞呕吐；湿温病，症见体倦胸闷。

（3）脾胃气滞之脘腹胀痛。

[用法用量] 煎服，6~12g，鲜者15~30g。藿香叶偏于发表，藿香梗偏于和中，鲜藿香清暑化湿辟秽之力尤强。均不宜久煎。

草果

【原文】 草果仁温脾胃而止呕吐

[来源] 姜科多年生草本植物草果的果实。

[性味] 辛，温。

[归经] 归脾、胃经。

[功效] 散寒燥湿，温脾截疟。

[应用]

（1）寒湿内积之胸腹胀痛；湿浊郁伏，症见脘腹胀痛或呕吐者；湿滞痰饮之头痛背痛，饮食欲呕者。

（2）脾寒疟疾之寒多热少；正疟之寒热往来。

［**用法用量**］煎服，3~6g。

巴戟天

【**原文**】 <ruby>巴<rt>bā</rt></ruby><ruby>戟<rt>jǐ</rt></ruby><ruby>天<rt>tiān</rt></ruby><ruby>治<rt>zhì</rt></ruby><ruby>阴<rt>yīn</rt></ruby><ruby>疝<rt>shàn</rt></ruby><ruby>白<rt>bái</rt></ruby><ruby>浊<rt>zhuó</rt></ruby>，<ruby>补<rt>bǔ</rt></ruby><ruby>肾<rt>shèn</rt></ruby><ruby>尤<rt>yóu</rt></ruby><ruby>滋<rt>zī</rt></ruby>

［**来源**］茜草科多年生缠绕或攀缘藤本植物巴戟天的根。

［**性味**］辛、甘，微温。

［**归经**］归肾经。

［**功效**］补肾壮阳，祛风除湿。

［**应用**］

（1）男子肾阳虚衰之阳痿不举，女子宫冷不孕，月经不调，少腹冷痛，以及小便失禁或小便频数等症。

（2）风湿腰膝疼痛，肾虚腰膝酸软。

［**用法用量**］煎服，6~12g。

延胡索

【**原文**】 <ruby>玄<rt>xuán</rt></ruby><ruby>胡<rt>hú</rt></ruby><ruby>索<rt>suǒ</rt></ruby><ruby>理<rt>lǐ</rt></ruby><ruby>气<rt>qì</rt></ruby><ruby>痛<rt>tòng</rt></ruby><ruby>血<rt>xuè</rt></ruby><ruby>凝<rt>níng</rt></ruby>，<ruby>调<rt>tiáo</rt></ruby><ruby>经<rt>jīng</rt></ruby><ruby>有<rt>yǒu</rt></ruby><ruby>助<rt>zhù</rt></ruby>

［**来源**］罂粟科多年生草本植物延胡索的小圆球形块茎。

［**性味**］辛、苦，温。

［**归经**］归肝、脾、心经。

［**功效**］活血散瘀，行气止痛。

［**应用**］

（1）气血瘀滞之脘腹胁痛。

（2）瘀血痛经，腹中包块，产后血滞腹痛等症。

（3）疝气疼痛。

（4）气血凝滞之遍体作痛，跌打肿痛等症。

[**用法用量**] 煎服，3~9g。研末吞服，每次 1~3g。醋制功效更强。

款冬花

【原文】 <ruby>尝<rt>cháng</rt></ruby><ruby>闻<rt>wén</rt></ruby><ruby>款<rt>kuǎn</rt></ruby><ruby>冬<rt>dōng</rt></ruby><ruby>花<rt>huā</rt></ruby><ruby>润<rt>rùn</rt></ruby><ruby>肺<rt>fèi</rt></ruby>，<ruby>去<rt>qù</rt></ruby><ruby>痰<rt>tán</rt></ruby><ruby>嗽<rt>sòu</rt></ruby><ruby>以<rt>yǐ</rt></ruby><ruby>定<rt>dìng</rt></ruby><ruby>喘<rt>chuǎn</rt></ruby>

[**来源**] 菊科多年生草本植物款冬的花蕾。

[**性味**] 辛、微苦，温。

[**归经**] 归肺经。

[**功效**] 润肺止咳，消痰下气。

[**应用**] 咳嗽气喘，无论寒热虚实，皆可随症配伍。

[**用法用量**] 煎服，3~9g。外感咳嗽宜生用，内伤咳嗽宜炙用。

肉豆蔻

【原文】 <ruby>肉<rt>ròu</rt></ruby><ruby>豆<rt>dòu</rt></ruby><ruby>蔻<rt>kòu</rt></ruby><ruby>温<rt>wēn</rt></ruby><ruby>中<rt>zhōng</rt></ruby>，<ruby>止<rt>zhǐ</rt></ruby><ruby>霍<rt>huò</rt></ruby><ruby>乱<rt>luàn</rt></ruby><ruby>而<rt>ér</rt></ruby><ruby>助<rt>zhù</rt></ruby><ruby>脾<rt>pí</rt></ruby>

[**来源**] 肉豆蔻科常绿高大乔木肉豆蔻树的成熟种仁。

[**性味**] 辛，温。

[**归经**] 归脾、胃、大肠经。

[**功效**] 涩肠止泻，温中行气。

[**应用**]

（1）脾胃虚寒所致的久泻不止、脱肛；脾肾阳虚之五更泄泻。

（2）胃寒气滞所致的脘腹胀痛、食少呕吐等。

[**用法用量**] 煎服，3~9g。

抚芎

fú xiōng zǒu jīng luò zhī tòng
【原文】 抚芎走经络之痛

[**来源**] 伞形科藁本属多年生草本植物茶芎的根茎。

[**性味**] 辛，温。

[**归经**] 归肝、胆、心包经。

[**功效**] 活血行气，祛风止痛。

[**应用**]

（1）血瘀气滞所致的各种疼痛病症。

（2）头痛，风湿痹痛。

[**用法用量**] 煎服，3~9g。

何首乌

hé shǒu wù zhì chuāng jiè zhī zī
【原文】 何首乌治疮疥之资

[**来源**] 蓼科多年生缠绕草本植物何首乌的块根。

[**性味**] 苦、甘、涩，微温。

[**归经**] 归肝、肾经。

[**功效**] 制用：补益精血。生用：解毒，截疟，润肠通便。

[**应用**]

（1）肝肾不足，精血亏虚之头晕眼花、失眠健忘、须发早白、肾虚无子、腰膝酸软、肢体麻木等症。

（2）瘰疬，痈肿疮毒；疟疾日久，气血虚弱；血虚津亏，肠燥便秘。

[**用法用量**] 煎服，9~30g。

姜黄

【原文】 <ruby>姜<rt>jiāng</rt></ruby><ruby>黄<rt>huáng</rt></ruby><ruby>能<rt>néng</rt></ruby><ruby>下<rt>xià</rt></ruby><ruby>气<rt>qì</rt></ruby>，<ruby>破<rt>pò</rt></ruby><ruby>恶<rt>è</rt></ruby><ruby>血<rt>xuè</rt></ruby><ruby>之<rt>zhī</rt></ruby><ruby>积<rt>jī</rt></ruby>

［来源］姜科多年生宿根草本植物姜黄的根茎。

［性味］辛、苦，温。

［归经］归脾、肝经。

［功效］活血通经，行气止痛。

［应用］气滞血瘀之胸胁脘腹诸痛及血瘀经闭、腹中包块；风湿痹痛等。

［用法用量］煎服，3~9g。外用适量。

［使用注意］孕妇忌用。

防己

【原文】 <ruby>防<rt>fáng</rt></ruby><ruby>己<rt>jǐ</rt></ruby><ruby>宜<rt>yí</rt></ruby><ruby>消<rt>xiāo</rt></ruby><ruby>肿<rt>zhǒng</rt></ruby>，<ruby>去<rt>qù</rt></ruby><ruby>风<rt>fēng</rt></ruby><ruby>湿<rt>shī</rt></ruby><ruby>之<rt>zhī</rt></ruby><ruby>施<rt>shī</rt></ruby>

［来源］防己科多年生缠绕藤本植物粉防己的根。

［性味］苦、辛，寒。

［归经］归膀胱、脾、肺经。

［功效］利水消肿，祛风止痛。

［应用］

（1）下焦湿热之水肿、腹水、小便不利等症。

（2）风湿关节疼痛及脚气肿痛。

［用法用量］煎服，6~9g。

藁本

【原文】 藁本除风，主妇人阴痛之用
gǎo běn chú fēng，zhǔ fù rén yīn tòng zhī yòng

［来源］伞形科多年生草本植物藁本或辽藁本的根茎。

［性味］辛，温。

［归经］归膀胱经。

［功效］祛风散寒，除湿止痛。

［应用］

（1）风寒感冒之头痛、恶寒无汗。

（2）风寒犯脑，颠顶脑后俱痛，连及齿颊；风湿头痛、头风；风湿痹痛等。

［用法用量］煎服，3~9g。

仙茅

【原文】 仙茅益肾，扶元气虚弱之衰
xiān máo yì shèn，fú yuán qì xū ruò zhī shuāi

［来源］石蒜科多年生草本植物仙茅的根茎。

［性味］辛，热。有小毒。

［归经］归肾经。

［功效］温肾壮阳，祛寒除湿。

［应用］

（1）肾阳不足之阳痿精寒不育，遗精早泄，小便频数。

（2）肾虚之腰膝冷痛，筋骨痿软；寒湿痹痛。

［用法用量］煎服，3~9g。

补骨脂

【原文】 乃曰破故纸温肾，补精髓与劳伤
nǎi yuē pò gù zhǐ wēn shèn　bǔ jīng suǐ yǔ láo shāng

[来源]豆科一年生草本植物补骨脂的成熟果实。

[性味]辛、苦、涩，温。

[归经]归肾、脾经。

[功效]补肾壮阳，固精缩尿，温脾止泻，纳气平喘。

[应用]

（1）肾阳不足之阳痿遗精，腰膝冷痛，尿频遗尿等症。

（2）脾肾阳虚之五更泄泻，肠鸣腹痛，泻后则安。

（3）肾不纳气，虚寒喘咳。

[用法用量]煎服，6~15g。

木瓜

【原文】 宣木瓜入肝，疗脚气并水肿
xuān mù guā rù gān　liáo jiǎo qì bìng shuǐ zhǒng

[来源]蔷薇科落叶灌木贴梗海棠的果实。

[性味]酸，温。

[归经]归肝、脾经。

[功效]舒筋活络，和胃化湿。

[应用]

（1）湿痹脚气，症见足胫肿大、腰膝酸痛、关节肿胀、筋挛足痿等。

（2）夏月伤暑或饮食不调所致的霍乱吐泻，甚或转筋腿痛等。

[用法用量]煎服，6~12g。

苦杏仁

【原文】 杏仁润肺燥，止嗽之剂

[来源] 蔷薇科落叶乔木杏树的成熟种子的核仁。

[性味] 苦，微温。有小毒。

[归经] 归肺、大肠经。

[功效] 止咳平喘，润肠通便。

[应用]

（1）咳嗽气喘，为治咳喘之要药，随症配伍可治多种咳喘病证。

（2）老人或产后大便燥结。

[用法用量] 煎服，3~9g。

[使用注意] 婴儿慎用。

小茴香

【原文】 茴香治疝气，肾痛之用

[来源] 伞形科多年生草本植物茴香的成熟果实。

[性味] 辛，温。

[归经] 归肝、肾、脾、胃经。

[功效] 祛寒止痛，理气和胃。

[应用]

（1）寒疝腹痛之睾丸偏坠胀痛或少腹冷痛、痛经等。

（2）胃寒气滞之脘腹胀痛、呕逆食少等。

[用法用量] 煎服，3~6g。外用适量。

诃子

【原文】 诃子生精止渴，兼疗滑泄之疴
kē zǐ shēng jīng zhǐ kě   jiān liáo huá xiè zhī kē

[来源] 使君子科落叶乔木诃子树的成熟果实。

[性味] 酸、苦、涩，平。

[归经] 归肺、大肠经。

[功效] 涩肠止泻，敛肺止咳，利咽开音。

[应用]

（1）久泻、久痢。

（2）肺虚喘咳或久咳失音。

[用法用量] 煎服，3~9g。敛肺、利咽宜生用，涩肠止泻宜煨熟用。

秦艽

【原文】 秦艽攻风逐水，又除肢节之痛
qín jiāo gōng fēng zhú shuǐ   yòu chú zhī jié zhī tòng

[来源] 龙胆科多年生草本植物大叶秦艽、粗茎秦艽和小秦艽的根。

[性味] 辛、苦，平。

[归经] 归胃、大肠、肝、胆经。

[功效] 祛风止痛，清热退蒸。

[应用]

（1）风湿痹痛，及感受风邪所致的肢体酸痛等症。

（2）中风，症见半身不遂、口眼歪斜、四肢拘急、舌强不语等。

（3）骨蒸潮热，小儿疳积发热。

（4）湿热黄疸。

[用法用量] 煎服，6~12g。

槟榔

【原文】 <ruby>槟<rt>bīng</rt></ruby><ruby>榔<rt>láng</rt></ruby><ruby>豁<rt>huò</rt></ruby><ruby>痰<rt>tán</rt></ruby><ruby>而<rt>ér</rt></ruby><ruby>逐<rt>zhú</rt></ruby><ruby>水<rt>shuǐ</rt></ruby>，<ruby>杀<rt>shā</rt></ruby><ruby>寸<rt>cùn</rt></ruby><ruby>白<rt>bái</rt></ruby><ruby>虫<rt>chóng</rt></ruby>

[来源] 棕榈科常绿乔木槟榔树的成熟种子。

[性味] 苦、辛，温。

[归经] 归胃、大肠经。

[功效] 杀虫消积，行气通便，利水消肿，截疟。

[应用]

（1）绦虫、蛔虫、蛲虫、姜片虫等多种肠道寄生虫病。

（2）食积气滞所致的腹胀、腹痛、大便不畅，或下痢后重等症。

（3）水肿实证之二便不利或寒湿脚气肿痛。

（4）疟疾。

[用法用量] 煎服，6~12g。驱绦虫、姜片虫 30~60g。生用力强，炒用力缓，炒焦可增进消食作用。

杜仲

【原文】 <ruby>杜<rt>dù</rt></ruby><ruby>仲<rt>zhòng</rt></ruby><ruby>益<rt>yì</rt></ruby><ruby>肾<rt>shèn</rt></ruby><ruby>而<rt>ér</rt></ruby><ruby>添<rt>tiān</rt></ruby><ruby>精<rt>jīng</rt></ruby>，<ruby>去<rt>qù</rt></ruby><ruby>腰<rt>yāo</rt></ruby><ruby>膝<rt>xī</rt></ruby><ruby>重<rt>zhòng</rt></ruby>

[来源] 杜仲科落叶乔木杜仲的树皮。

[性味] 甘，温。

[归经] 归肝、肾经。

[功效] 补肝肾，强筋骨，安胎。

[应用]

（1）肝肾不足之腰膝酸痛，筋骨无力及阳痿、尿频等症。

（2）妇女崩漏，或孕妇体虚，胎漏胎动等。

[用法用量] 煎服，9~15g。炒用疗效较生用为佳。

紫石英

【原文】 当知紫石英疗惊悸崩中之疾

[来源] 卤化物类矿石紫石英的矿石。

[性味] 甘，温。

[归经] 归心、肝、肾、肺经。

[功效] 镇心定惊，温肾养肝，温肺平喘。

[应用]

（1）心气不足之惊悸怔忡；痰热癫痫抽搐。

（2）男子元阳虚衰，头目眩晕；女子气血不足，宫冷不孕，及崩漏带下等症。

（3）肺寒气逆，痰多咳喘。

[用法用量] 煎服，9~15g。打碎先煎。

金樱子

【原文】 金樱子兮涩精

[来源] 蔷薇科常绿攀缘灌木植物金樱子的成熟果实。

[性味] 酸、涩，平。

[归经] 归肾、膀胱、大肠经。

[功效] 固精缩尿止带，涩肠止泻。

[应用]

（1）肾虚所致的遗精、滑精、遗尿、尿频或带下过多等症。

（2）脾虚泄泻下痢，日久不止。

[用法用量] 煎服，6~12g。

紫苏子

【原文】 紫苏子^{zǐ sū zǐ xī xià qì xián}兮下气涎

[来源] 唇形科一年生草本植物紫苏的种子。

[性味] 辛，温。

[归经] 归肺、大肠经。

[功效] 降气化痰，止咳平喘，润肠通便。

[应用]

（1）痰涎壅盛，胸闷气逆，咳嗽喘息；上盛下虚之久咳痰喘等症。

（2）肠燥便秘。

[用法用量] 煎服，6~12g。

淡豆豉

【原文】 淡豆豉^{dàn dòu chǐ fā shāng hán zhī biǎo}发伤寒之表

[来源] 豆科一年生草本植物大豆的成熟种子的发酵加工品。

[性味] 辛、甘、微苦，凉。

[归经] 归肺、胃经。

[功效] 疏散解表，宣郁除烦。

[应用]

（1）外感表证之发热恶寒、头痛等症。

（2）外感热病，邪热内郁胸中所致的心中懊恼、烦热不眠。

[用法用量] 煎服，9~15g。

大蓟

【原文】 大小蓟除诸血之鲜
<small>dà xiǎo jì chú zhū xuè zhī xiān</small>

[**来源**] 菊科多年生宿根草本植物大蓟的地上部分。

[**性味**] 甘、辛，凉。

[**归经**] 归肝、肾经。

[**功效**] 凉血止血，散瘀解毒消痈。

[**应用**]

（1）血热妄行之吐血、衄血、尿血、血淋、便血、妇女崩漏等症。

（2）热毒痈肿。

[**用法用量**] 煎服，9~15g，鲜品可用 30~60g。外用适量，捣敷患处。治热毒痈肿单味内服或外敷均可。

小蓟

【原文】 大小蓟除诸血之鲜
<small>dà xiǎo jì chú zhū xuè zhī xiān</small>

[**来源**] 菊科多年生草本植物刺儿菜的全草。

[**性味**] 甘、苦，凉。

[**归经**] 归心、肝、小肠、膀胱经。

[**功效**] 凉血止血，散瘀解毒消痈。

[**应用**]

（1）血分有热之吐血、衄血、尿血、血淋、便血、妇女崩漏等症。

（2）热毒疮疡初起肿痛等症。

[**用法用量**] 煎服，9~15g，鲜品加倍。外用适量，捣敷患处。

益智仁

【原文】 益智安神，治小便之频数

[来源] 姜科多年生草本植物益智的成熟果实。

[性味] 辛，温。

[归经] 归肾、脾经。

[功效] 补肾固精缩尿，温脾止泻摄唾。

[应用]

（1）肾气虚寒所致的遗精遗尿、小便频数及白浊等症。

（2）脾胃虚寒之腹中冷痛、吐泻食少或时唾清涎。

[用法用量] 煎服，3~9g。

火麻仁

【原文】 麻仁润肺，利六腑之燥坚

[来源] 桑科一年生草本植物大麻的种仁。

[性味] 甘，平。

[归经] 归脾、胃、大肠经。

[功效] 润肠通便，滋养补虚。

[应用] 老人、产妇或体虚者之肠胃燥热，大便秘结。

[用法用量] 煎服，9~15g。

黄芪

【原文】 抑又闻补虚弱排疮脓，莫若黄芪

[来源] 豆科多年生草本植物膜荚黄芪或蒙古黄芪的根。

[性味] 甘，微温。

[归经] 归脾、肺经。

[功效] 补气升阳，益卫固表，利尿消肿，托疮生肌。

[应用]

（1）气虚衰弱之体倦乏力，懒言食少；气虚血滞之四肢麻木，及中风后遗症之半身不遂，神清脉弱；中气下陷之内脏下垂，子宫脱垂，久泻脱肛等症。

（2）体弱表虚，肌表不固之自汗、盗汗等症。

（3）心肾阳虚之面目、四肢水肿，小便不利，心悸气促等症。

（4）痈肿疮疡，因气血不足，内陷不起者；疮疡溃久，脓稀不愈。

[用法用量] 煎服，9~15g，大剂量可用 15~30g。蜜炙可增强补中益气作用，其他宜生用。

狗脊

【原文】 强腰脚壮筋骨，无如狗脊

[来源] 蚌壳蕨科大形蕨类多年生常绿草本植物金毛狗脊的根茎。

[性味] 苦、甘，温。

[归经] 归肝、肾经。

[功效] 补肝肾，壮腰脊，祛风湿，利关节。

[应用]

（1）肝肾不足之腰痛脊强、俯仰不利、膝痛脚弱、筋骨无力以及小便失禁、妇女带下等症。

2. 风湿痹痛，症见肢体麻木、腰膝酸软、足弱无力等症。

[**用法用量**] 煎服，6~12g。

菟丝子

【**原文**】 菟丝子补肾以明目

[**来源**] 旋花科一年生寄生性蔓草菟丝子的种子。

[**性味**] 甘、辛，微温。

[**归经**] 归肝、肾、脾经。

[**功效**] 补肾益精，养肝明目，益脾止泻，安胎。

[**应用**]

（1）肾虚之阳痿、遗精、耳鸣、腰膝酸痛、小便频数、宫冷不孕等症。

（2）肝肾不足所致的视力减退、目暗、目眩等症。

（3）脾肾阳虚之食欲不振、便溏泄泻等症。

（4）肾虚胎元不固，症见胎动不安、滑胎等。

[**用法用量**] 煎服，9~18g。

马兰花

【**原文**】 马兰花治疝而有益

[**来源**] 鸢尾科鸢尾属多年生草本宿根植物马兰的花蕾。

[**性味**] 咸、酸、微苦，凉。

[**归经**] 归肾、膀胱经。

[**功效**] 止血利尿。

[**应用**] 喉痹，吐血，衄血，小便不通，淋病，疝气，痈疽等病症。

[**用法用量**] 煎服，3~9g，或入丸、散剂；外用：适量，鲜品捣敷或研末调敷患处。

第四节　平性药

硇砂

【原文】 以硇砂而去积
yǐ náo shā ér qù jī

[**来源**] 卤化物类矿物硇砂的晶体。

[**性味**] 咸、苦、辛，温。有毒。

[**归经**] 归肝、脾、胃经。

[**功效**] 软坚消肿，消积化瘀。

[**应用**]

（1）痈疽疮毒，耳痔，鼻痔，疔疮肿毒，急性咽喉肿闭者。

（2）噎膈反胃。

[**用法用量**] 入丸、散剂，不入煎剂，每次 0.3~1g。外用适量。

[**使用注意**] 本品有毒，如服量过大，能令人昏迷，故不宜多用。孕妇忌服。

青皮

【原文】 青皮快膈除膨胀，且利脾胃
qīng pí kuài gé chú péngzhàng　qiě lì pí wèi

[**来源**] 芸香科常绿小乔木橘树的未成熟果实或青色果皮。

[**性味**] 苦、辛，温。

[**归经**] 归肝、胆、胃经。

[**功效**] 疏肝破气，散积化滞。

［应用］

（1）肝气不舒之胸胁胀痛；肝脾肿大；痰饮胁痛；乳痈。

（2）食积停滞之脘腹胀痛。

［**用法用量**］煎服，3~6g。用于疏肝，醋炒为好。

芡实

【**原文**】 芡实益精治白浊，兼补真元

［**来源**］睡莲科一年生水生草本植物芡的成熟种仁。

［**性味**］甘、涩，平。

［**归经**］归脾、肾经。

［**功效**］健脾止泻，益肾固精，祛湿止带。

［**应用**］

（1）脾虚泄泻，日久不止者。

（2）肾虚之梦遗滑精、小便不禁等。

（3）带下证。

［**用法用量**］煎服，9~15g。

木贼

【**原文**】 原夫木贼草去目翳，崩漏亦医

［**来源**］木贼科多年生常绿草本植物木贼的全草。

［**性味**］甘、苦，平。

［**归经**］归肺、肝、胆经。

［**功效**］疏散风热，明目退翳。

［**应用**］风热目赤，迎风流泪，翳膜遮睛。

［**用法用量**］煎服，3~9g。

花蕊石

【原文】 花蕊石治金疮，血行则却

[来源] 变质岩类岩石蛇纹大理岩的石块。

[性味] 酸、涩，平。

[归经] 归肝经。

[功效] 化瘀止血。

[应用] 吐血、咯血、外伤出血等兼有瘀滞的各种出血。

[用法用量] 煎服，9~15g，包煎；研末吞服，每次 1~1.5g。外用适量，研末外掺或调敷。

[使用注意] 孕妇忌用。

决明子

【原文】 决明和肝气，治眼之剂

[来源] 豆科一年生草本植物草决明或小决明的成熟种子。

[性味] 甘、苦、咸，微寒。

[归经] 归肝、大肠经。

[功效] 清热明目，润肠通便。

[应用]

（1）风热所致的目赤肿痛、头痛。

（2）肝阳上亢所致的头痛、眩晕等症。

（3）肠燥便秘。

[用法用量] 煎服，9~15g。用于润肠通便，不宜久煎。

天麻

【原文】 天麻主头眩，祛风之药
(tiān má zhǔ tóu xuàn，qū fēng zhī yào)

[来源] 兰科多年生寄生草本植物天麻的地下块茎。

[性味] 微辛、甘，平。

[归经] 归肝经。

[功效] 息风止痉，通络止痛。

[应用]

（1）各种原因导致的肝风内动，症见惊痫抽搐等。

（2）肝阳上亢或风痰上扰引起的眩晕、头痛。

（3）风寒湿引起的关节疼痛，麻木不仁；肝肾亏虚之肢体萎弱无力，麻木不遂。

[用法用量] 煎服，3~9g。研末冲服，每次 1~1.5g。

甘草

【原文】 甘草和诸药而解百毒，盖以气平
(gān cǎo hé zhū yào ér jiě bǎi dú，gài yǐ qì píng)

[来源] 豆科多年生草本植物甘草的根和根茎。

[性味] 甘，平。

[归经] 归脾、胃、心、肺经。

[功效] 补中益气，祛痰止咳，缓急止痛，清热解毒，调和药性。

[应用]

（1）脾胃气虚诸症；虚弱劳损，元气不足之体倦乏力；气虚血少之心悸自汗、脉结代等症。

（2）风热、风寒、热痰、寒痰咳嗽。

（3）胃痛、腹痛及筋肉挛急疼痛等症。

（4）疮疡肿毒、咽喉肿痛及农药、食物中毒。

（5）复方中，可以减弱或缓解药物的偏性或毒性。

[**用法用量**] 煎服，3~9g。生用药性微寒，可清热解毒；蜜炙药性微温，并可增强补益心脾之气和润肺止咳作用。

[**使用注意**] 不宜与京大戟、芫花、甘遂、海藻同用。本品有助湿壅气之弊，湿盛胀满、水肿者不宜用。大剂量久服可导致水钠潴留，引起水肿。

石斛

【**原文**】 石斛平胃气而补肾虚，更医脚弱

[**来源**] 兰科多年生常绿草本植物金钗石斛，或其多种同属植物的茎。

[**性味**] 甘，微寒。

[**归经**] 归胃、肾经。

[**功效**] 益胃生津，滋阴清热。

[**应用**] 热病伤津所致的口燥烦渴、胃痛干呕或阴虚发热。

[**用法用量**] 煎服，6~12g，鲜品 15~30g。

商陆

【**原文**】 观夫商陆治肿

[**来源**] 商陆科多年生草本植物白商陆的根。

[**性味**] 苦，寒。有毒。

[**归经**] 归肺、脾、肾经。

[**功效**] 泻下逐水，消肿散结。

[**应用**]

（1）遍身水肿，胸腹胀满，二便不利。

（2）一切痈疮水毒肿痛。

［**用法用量**］煎服，3~6g。醋制以降低毒性。外用适量。

［**使用注意**］孕妇忌用。

覆盆子

【**原文**】 覆 盆 益 精

fù pén yì jīng

［**来源**］蔷薇科落叶灌木华东覆盆子及悬钩子的未熟透果实。

［**性味**］甘、酸，微温。

［**归经**］归肝、肾经。

［**功效**］固精缩尿，益肝肾明目。

［**应用**］

（1）遗精、阳痿，小便频数、遗尿等症。

（2）肝肾不足，目暗不明者。

［**用法用量**］煎服，6~12g。

琥珀

【**原文**】 琥 珀 安 神 而 破 血

hǔ pò ān shén ér pò xuè

［**来源**］琥珀为古代枫树、松树等的树脂埋藏地层中经年久转化而成的化石样物质。

［**性味**］甘，平。

［**归经**］归心、肝、膀胱经。

［**功效**］镇惊安神，利尿通淋，活血化瘀。

［**应用**］

（1）惊悸、怔忡、健忘、多梦、失眠、癫痫等症。

（2）小便癃闭，以及血淋、热淋、石淋等症。

（3）妇女血瘀气滞，经闭不通。

［**用法用量**］研末冲服，或入丸、散剂，每次 1.5~3g。不入煎剂。外用适量。忌火煅。

朱砂

【**原文**】 <ruby>朱<rt>zhū</rt></ruby><ruby>砂<rt>shā</rt></ruby><ruby>镇<rt>zhèn</rt></ruby><ruby>心<rt>xīn</rt></ruby><ruby>而<rt>ér</rt></ruby><ruby>有<rt>yǒu</rt></ruby><ruby>灵<rt>líng</rt></ruby>

［**来源**］天然硫化汞矿石辰砂。

［**性味**］甘，微寒。有毒。

［**归经**］归心经。

［**功效**］镇心安神，解毒医疮。

［**应用**］

（1）心血不足，心火偏盛而引起的心神不安，烦躁不眠；癫痫。

（2）疮疡肿毒及口鼻生疮、咽喉肿痛等症。

［**用法用量**］只入丸、散剂，每次 0.1~0.5g，不宜入煎剂。外用适量。

［**使用注意**］本品有毒，内服不可过量或持续服用，孕妇及肝功能不全者禁服。入药只宜生用，忌火煅。

牛膝

【**原文**】 <ruby>牛<rt>niú</rt></ruby><ruby>膝<rt>xī</rt></ruby><ruby>强<rt>qiáng</rt></ruby><ruby>足<rt>zú</rt></ruby><ruby>补<rt>bǔ</rt></ruby><ruby>精<rt>jīng</rt></ruby>，<ruby>兼<rt>jiān</rt></ruby><ruby>疗<rt>liáo</rt></ruby><ruby>腰<rt>yāo</rt></ruby><ruby>痛<rt>tòng</rt></ruby>

［**来源**］苋科多年生草本植物怀牛膝和川牛膝的根。

［**性味**］苦、酸，平。

［**归经**］归肝、肾经。

［**功效**］活血通经，舒筋利痹，引血下行，利尿通淋。

［**应用**］

（1）妇女血滞之经闭、痛经、月经后期、腹中肿块及难产等症。

（2）腰膝关节酸痛，下肢风湿痹痛。

（3）阴虚火旺之齿龈肿痛、吐血、咯血、衄血等症；高血压证属于肝阳上亢者，以及脑血管痉挛之头痛。

（4）热淋茎痛、尿血。

［用法用量］煎服，6~15g。

［使用注意］本品为动血之品，性专下行，孕妇及月经过多者忌服。中气下陷，脾虚泄泻，下元不固，多梦遗精者慎用。

龙骨

【原文】 <ruby>龙<rt>lóng</rt></ruby><ruby>骨<rt>gǔ</rt></ruby><ruby>止<rt>zhǐ</rt></ruby><ruby>汗<rt>hàn</rt></ruby><ruby>住<rt>zhù</rt></ruby><ruby>泄<rt>xiè</rt></ruby>，<ruby>更<rt>gèng</rt></ruby><ruby>治<rt>zhì</rt></ruby><ruby>血<rt>xuè</rt></ruby><ruby>崩<rt>bēng</rt></ruby>

［来源］古代多种大型哺乳动物象类、三趾马类、犀类、鹿类、牛类等骨骼的化石。

［性味］甘、涩，平。

［归经］归心、肝、肾经。

［功效］镇心安神，平肝潜阳，收涩固脱，生肌敛疮。

［应用］

（1）神志失常之心悸健忘、失眠多梦等症。

（2）肝阴亏损，虚阳浮越所引起的头晕目眩、烦躁惊狂等症。

（3）遗精带下，自汗、盗汗，月经过多等症。

（4）疮疡溃腐，久不愈合，及脐疮流水，金疮出血等症。

［用法用量］煎服，15~30g。宜先煎。外用适量。镇心安神、平肝潜阳多生用。收涩固脱宜煅用。

附药：龙齿 《药性赋》原文：用龙齿以安魂。龙齿为古代多种大型哺乳动物的牙齿骨骼化石。生用或煅用。性凉，味甘、涩。归心、肝经。功能镇惊安神。主要适用于惊痫癫狂，心悸怔忡，失眠多梦等症。用法、用量与龙骨相同。生龙齿功专镇惊安神，煅龙齿则略兼收涩之性。

甘松

【原文】 <ruby>甘<rt>gān</rt></ruby><ruby>松<rt>sōng</rt></ruby><ruby>理<rt>lǐ</rt></ruby><ruby>风<rt>fēng</rt></ruby><ruby>气<rt>qì</rt></ruby><ruby>而<rt>ér</rt></ruby><ruby>痛<rt>tòng</rt></ruby><ruby>止<rt>zhǐ</rt></ruby>

［来源］败酱科多年生矮小草本植物甘松的根及根茎。

［性味］辛、甘，温。

［归经］归脾、胃经。

［功效］行气止痛，开郁醒脾。

［应用］脾胃受寒，气郁不舒之脘腹满痛、食欲不振等症。

［用法用量］煎服，3~9g。

刺蒺藜

【原文】 <ruby>蒺<rt>jí</rt></ruby><ruby>藜<rt>lí</rt></ruby><ruby>疗<rt>liáo</rt></ruby><ruby>风<rt>fēng</rt></ruby><ruby>疮<rt>chuāng</rt></ruby><ruby>而<rt>ér</rt></ruby><ruby>目<rt>mù</rt></ruby><ruby>明<rt>míng</rt></ruby>

［来源］蒺藜科一年生或多年生平卧地面草本植物刺蒺藜的果实。

［性味］辛、苦，微温。有小毒。

［归经］归肝、肺经。

［功效］祛风疏肝，行气活血。

［应用］

（1）头目眩晕，头风头痛；肝肾虚热生风之目赤多泪；风疹瘙痒，白癜风等症。

（2）胸胁不舒，乳汁不通之属肝气郁结者。

（3）少腹胀痛。

［用法用量］煎服，6~9g；或入丸、散剂。外用适量。

［使用注意］孕妇慎用。

人参

【原文】 人参润肺宁心，开脾助胃
<small>rén shēn rùn fèi níng xīn kāi pí zhù wèi</small>

[来源] 五加科多年生草本植物人参的根。

[性味] 甘、微苦，微温。

[归经] 归脾、肺、心经。

[功效] 大补元气，补脾益肺，生津止渴，宁神益智。

[应用]

（1）因大汗、大泻、大出血或大病、久病后，气短神疲，脉微欲绝，虚极欲脱之症。

（2）脾胃气虚所致的精神疲乏，四肢无力，短气食少，或上腹痞满，泄泻，及各种原因所致的气虚体弱之症；肺虚咳喘，气短无力等症。

（3）热病热伤气津，短气口渴或亡津失水，脉虚微细之症或消渴之口渴多尿。

（4）心脾两虚，惊悸健忘，疲劳乏力等症。

[用法用量] 煎服，3~9g；挽救虚脱，可用 15~30g。宜文火另煎分次兑服。野山参研末吞服，每次 2g，日服 2 次。

[使用注意] 不宜与藜芦同用。

蒲黄

【原文】 蒲黄止崩治衄，消瘀调经
<small>pú huáng zhǐ bēng zhì nǜ xiāo yū tiáo jīng</small>

[来源] 香蒲科多年水生草本植物狭叶香蒲或香蒲属其他植物的花粉。

[性味] 甘，平。

[归经] 归肝、心包经。

[功效] 止血，化瘀，利尿。

［应用］

（1）咯血、吐血、衄血、尿血、便血及崩漏下血等症，单用内服或随症配用。

（2）血瘀之胃痛、腹痛、痛经，产后瘀滞腹痛等症。

（3）血淋尿血。

［用法用量］煎服，3~9g，包煎。外用适量，研末外敷或调敷。止血多炒用，化瘀、利尿多生用。

天南星

【原文】 岂不以南星醒脾，去惊风痰吐之忧

kǎi bù yǐ nán xīng xǐng pí　qù jīng fēng tán tù zhī yōu

［来源］天南星科多年生草本植物天南星、东北天南星或异叶天南星的地下扁圆形球状块茎。

［性味］苦、辛，温。有毒。

［归经］归肺、肝、脾经。

［功效］内服燥湿化痰，祛风解痉；外用散结消肿。

［应用］

（1）顽痰湿痰所致的咳喘痰多、胸膈闷胀等症。

（2）风痰眩晕、中风、癫痫、破伤风等症。

（3）外用治疗痈疽肿痛、蛇虫咬伤等。

［用法用量］煎服，3~9g，多制用。外用适量。

［使用注意］孕妇忌用。

三棱

【原文】 三棱破积，除血块气滞之证

sān léng pò jī　chú xuè kuài qì zhì zhī zhèng

［来源］黑三棱科多年生草本植物黑三棱的块状根茎。

［**性味**］辛、苦，平。

［**归经**］归肝、脾经。

［**功效**］破血行气，消积止痛。

［**应用**］

（1）气滞血瘀、食积日久而成的癥瘕积聚以及气滞、血瘀、食停、寒凝所致的诸般痛证；血瘀经闭、痛经；心腹瘀痛等。

（2）食积脘腹胀痛。

［**用法用量**］煎服，3~9g。醋制后可加强祛瘀止痛作用。

［**使用注意**］孕妇及月经过多者忌用。

没食子

【**原文**】　没食主泄泻而神效
_{mò shí zhǔ xiè xiè ér shén xiào}

［**来源**］没食子蜂科昆虫没食子蜂的幼虫寄生于壳斗科植物没食子树幼枝上所产生的虫瘿。

［**性味**］苦，温。

［**归经**］归肺、脾、肾经。

［**功效**］涩肠，固精，止咳，止血，敛疮。

［**应用**］久泻久痢，遗精，盗汗，咳嗽，咯血，便血，痔血，创伤出血，疮疡久不收口，口疮，齿痛等症。

［**用法用量**］煎服，3~9g；或入丸、散剂。外用：适量研末，外撒或调敷。

［**使用注意**］湿热泻痢初起或内有积滞者禁服。勿犯铜、铁。不宜多用、单用。凡有实邪者禁用。

皂荚

【原文】 <ruby>皂<rt>zào</rt></ruby><ruby>角<rt>jiǎo</rt></ruby><ruby>治<rt>zhì</rt></ruby><ruby>风<rt>fēng</rt></ruby><ruby>痰<rt>tán</rt></ruby><ruby>而<rt>ér</rt></ruby><ruby>响<rt>xiǎng</rt></ruby><ruby>应<rt>yīng</rt></ruby>

[来源] 豆科落叶乔木皂荚树的果实和皂荚树已经衰老或受伤害影响而结出的畸形小荚果。

[性味] 辛、咸，温。有小毒。

[归经] 归肺、大肠经。

[功效] 祛痰止咳，通窍开闭，祛风杀虫。

[应用]

（1）顽痰阻塞，不易咯出所致的胸满气逆、喘急，时吐稠痰。

（2）中风口噤、昏迷不省人事者；癫痫痰盛，牙关紧闭；大便燥结不通。

（3）本品熬膏外敷可治疮肿未溃以及皮癣等症。

[用法用量] 煎服，3~6g；研末服，每次 1~1.5g。外用适量。

[使用注意] 孕妇、气虚阴亏及有出血倾向者忌用。

桑螵蛸

【原文】 <ruby>桑<rt>sāng</rt></ruby><ruby>螵<rt>piāo</rt></ruby><ruby>蛸<rt>xiāo</rt></ruby><ruby>疗<rt>liáo</rt></ruby><ruby>遗<rt>yí</rt></ruby><ruby>精<rt>jīng</rt></ruby><ruby>之<rt>zhī</rt></ruby><ruby>泄<rt>xiè</rt></ruby>

[来源] 螳螂科昆虫大刀螂或小刀螂的卵鞘。

[性味] 甘、咸，平。

[归经] 归肝、肾经。

[功效] 补肾助阳，固精缩尿。

[应用] 肾阳不足之遗尿、小便频数、遗精、阳痿、早泄等症。

[用法用量] 煎服，3~9g；宜入丸、散剂。

鸭头血

【原文】 鸭头血医水肿之盛
yā tóu xuè yī shuǐ zhǒng zhī shèng

[来源] 鸭科动物家鸭的头血。

[性味] 甘、咸，寒。

[归经] 归肾、膀胱经。

[功效] 利水消肿。

[应用] 水肿尿涩，咽喉肿痛。

[用法用量] 取鸭头血 10ml 兑入适量红糖饮用。

蛤蚧

【原文】 蛤蚧治劳嗽
gé jiè zhì láo sòu

[来源] 脊椎动物壁虎科动物蛤蚧除去内脏的干燥体。

[性味] 咸，平。

[归经] 归肺、肾、心经。

[功效] 补肺益肾，纳气定喘。

[应用]

（1）肺肾不足之咳嗽虚喘，或虚劳咳嗽、痰中带血等症。

（2）肾阳不足所致的阳痿遗精、五更泄泻、小便频数等症。

[用法用量] 煎服，6~9g；研末服，每次 1~2g，日 3 次；浸酒服用 1~2 对。

牛蒡子

【原文】 牛蒡子疏风壅之痰
niú bàng zǐ shū fēng yōng zhī tán

[来源] 菊科二年生草本植物牛蒡的成熟果实。

[性味] 辛、苦，寒。

[归经] 归肺、胃经。

[功效] 疏散风热，利咽散结，宣肺透疹，解毒消肿。

[应用]

（1）风热感冒之喉痒咳嗽、吐痰不爽等。

（2）咽喉肿痛。

（3）麻疹透发不畅及荨麻疹等。

（4）痈肿疮毒兼有风热或便秘症状者。

[用法用量] 煎服，6~12g。炒用可使其苦寒及滑肠之性略减。

全蝎

【原文】 全蝎主风瘫
quán xiē zhǔ fēng tān

[来源] 钳蝎科节足动物东亚钳蝎的干燥体。

[性味] 辛，平。有毒。

[归经] 归肝经。

[功效] 息风止痉，通络止痛，攻毒散结。

[应用]

（1）湿温病，破伤风，癫痫，小儿急惊等病引起的痉挛抽搐、角弓反张而属于实证者；以及中风口眼歪斜。

（2）用治风寒湿痹久治不愈，筋脉拘挛，甚则关节变形之顽痹，作用颇佳。亦用于顽固性偏正头痛。

（3）疮疡肿毒，瘰疬结核，疟腮等症。

[**用法用量**] 煎服，3~6g；研末吞服，每次 0.6~1g。外用适量。

[**使用注意**] 孕妇慎用。

酸枣仁

【**原文**】 酸枣仁去怔忡之病
<small>suān zǎo rén qù zhèngchōng zhī bìng</small>

[**来源**] 鼠李科落叶小灌木或小乔木酸枣的种子。

[**性味**] 甘、酸，平。

[**归经**] 归心、肝、胆经。

[**功效**] 养心安神，益阴敛汗。

[**应用**]

（1）烦热不眠，惊悸怔忡之由于血虚不能滋养心肝者；健忘，多梦易醒，饮食减少，疲倦无力之由于心脾气虚者。

（2）阴虚多汗。

[**用法用量**] 煎服，9~15g；研末吞服，每次 1.5~2g。本品炒后质脆易碎，便于煎出有效成分，可增强疗效。

桑寄生

【**原文**】 尝闻桑寄生益血安胎，且止腰痛
<small>cháng wén sāng jì shēng yì xuè ān tāi qiě zhǐ yāo tòng</small>

[**来源**] 桑寄生科常绿小灌木寄生植物槲寄生、桑寄生或毛叶寄生等的枝叶。

[**性味**] 苦、甘，平。

[**归经**] 归肝、肾经。

[**功效**] 祛风湿，补肝肾，强筋骨，安胎。

[应用]

（1）风湿痹证之腰膝酸痛；风邪偏盛之拘挛掣痛游走不定；血不养筋所致的肌体关节疼痛等症。

（2）肝肾亏虚所致的月经过多、崩漏、妊娠下血、胎动不安者。

[用法用量]煎服，9~15g。

远志

【原文】 小草远志，俱有宁心之妙

[来源]远志科多年生草本植物远志或卵叶远志的根。

[性味]苦、辛，温。

[归经]归心、肾、肺经。

[功效]安神益智，祛痰开窍，消散痈肿。

[应用]

（1）心肾不交之失眠多梦、心悸怔忡、健忘等症。

（2）痰阻心窍所致的癫痫抽搐、惊风发狂等症。

（3）痰多黏稠、咳吐不爽或外感风寒之咳嗽痰多。

（4）痈疽疮毒，乳房肿痛，喉痹。

[用法用量]煎服，3~9g。外用适量。化痰止咳宜炙用。

木通

【原文】 木通、猪苓尤为利水之多

[来源]木通科落叶木质藤本植物木通、三叶木通或白木通的藤茎。

[性味]苦，寒。有毒。

[归经]归心、肺、小肠、膀胱经。

[功效]利尿通淋，清心火，通经下乳。

［应用］

（1）小便赤涩热痛，水肿等症。

（2）口舌生疮，心烦，尿赤。

（3）乳汁不通，血瘀经闭，湿热痹痛之关节不利。

［用法用量］煎服，3~6g。

［使用注意］孕妇忌用，儿童及年老体弱者慎用。

猪苓

【原文】 <ruby>木<rt>mù</rt></ruby><ruby>通<rt>tōng</rt></ruby>、<ruby>猪<rt>zhū</rt></ruby><ruby>苓<rt>líng</rt></ruby><ruby>尤<rt>yóu</rt></ruby><ruby>为<rt>wéi</rt></ruby><ruby>利<rt>lì</rt></ruby><ruby>水<rt>shuǐ</rt></ruby><ruby>之<rt>zhī</rt></ruby><ruby>多<rt>duō</rt></ruby>

［来源］多孔菌科真菌猪苓的干燥菌核。

［性味］甘、淡，平。

［归经］归肾、膀胱经。

［功效］利水渗湿。

［应用］小便不利，淋痛，水肿，腹泻，妇人白带等症。

［用法用量］煎服，9~15g。

莲子

【原文】 <ruby>莲<rt>lián</rt></ruby><ruby>肉<rt>ròu</rt></ruby><ruby>有<rt>yǒu</rt></ruby><ruby>清<rt>qīng</rt></ruby><ruby>心<rt>xīn</rt></ruby><ruby>醒<rt>xǐng</rt></ruby><ruby>脾<rt>pí</rt></ruby><ruby>之<rt>zhī</rt></ruby><ruby>用<rt>yòng</rt></ruby>

［来源］睡莲科多年水生草本植物莲的种仁。

［性味］甘、涩，平。

［归经］归脾、肾、心经。

［功效］补脾止泻，养心安神，益肾固精。

［应用］

（1）脾虚久泻，食欲不振。

（2）心肾不交之虚烦、心悸、失眠。

（3）肾虚之遗精、滑精、带下等症。

[**用法用量**]煎服，9~15g。

没药

【**原文**】 没药乃治疮 散血之科

[**来源**]橄榄科植物地丁树或哈地丁树的干燥树脂。

[**性味**]苦、辛，平。

[**归经**]归肝经。

[**功效**]活血止痛，消肿生肌。

[**应用**]

（1）跌打损伤，瘀血肿痛；瘀血或兼气滞之心腹诸痛及妇女经闭、痛经、产后腹痛等症。

（2）痈疽肿痛，疮溃不敛。

[**用法用量**]煎服，3~9g。外用适量。

郁李仁

【**原文**】 郁李仁润肠宣血，去浮肿之疾

[**来源**]蔷薇科植物落叶小灌木郁李或欧李的种子。

[**性味**]辛、苦，平。

[**归经**]归大肠、小肠、脾经。

[**功效**]润肠通便，行水消胀。

[**应用**]

（1）大肠气滞所致的肠燥便秘。

（2）水肿胀满，脚气水肿，二便不利。

[**用法用量**]煎服，6~12g。打碎入煎。

[**使用注意**] 孕妇慎用。

茯苓

【**原文**】 白茯苓补虚劳，多在心脾之有眚

[**来源**] 多孔菌科寄生于松树根部的植物茯苓的菌核。

[**性味**] 甘、淡，平。

[**归经**] 归心、脾、肾经。

[**功效**] 利水渗湿，健脾补中，宁心安神。

[**应用**]

（1）水湿内停之小便不利、水肿胀满等。

（2）脾虚不能运化水湿，痰饮内停或大便泄泻等。

（3）心脾两虚，气血不足之心悸、失眠、健忘。

[**用法用量**] 煎服，9~18g。

　　附药：茯神 《药性赋》原文：茯神宁心益智，除惊悸之痾。茯神为茯苓菌核中间带有松根的部分。性味同茯苓。功效宁心安神，专治心神不安、惊悸、健忘等。用量同茯苓。

　　赤茯苓 《药性赋》原文：赤茯苓破结血，独利水道以无毒。赤茯苓为茯苓皮内侧呈淡红色者。功能渗利湿热，用于小便短赤，或淋漓不畅。用量同茯苓。

麦芽

【**原文**】 因知麦芽有助脾化食之功

[**来源**] 禾本科一年生草本植物大麦的成熟果实经发芽而成。

[**性味**] 甘，平。

[**归经**] 归脾、胃、肝经。

［**功效**］健胃消食，疏肝回乳。

［**应用**］

（1）饮食积滞、消化不良、脘腹胀闷等症，主治米面薯芋类积滞不化；小儿乳食积滞之吐乳。

（2）肝气不舒所致的脘胁胀闷、嗳气等；乳汁郁积之乳房胀痛或需断乳者。

［**用法用量**］煎服，9~15g，大剂量可用至 30~120g。若回乳，可单用生麦芽 120g，煎服。疏肝、回乳宜生用，消食宜炒用。

［**使用注意**］哺乳期妇女不宜使用。

小麦

【**原文**】 小麦有止汗养心之力
xiǎo mài yǒu zhǐ hàn yǎng xīn zhī lì

［**来源**］禾本科二年生草本植物小麦的果实。

［**性味**］甘，凉。

［**归经**］归心、肝经。

［**功效**］养心除烦。

［**应用**］精神抑郁，悲伤啼泣，或喜笑不能自主，或手足痉挛之脏躁证。

［**用法用量**］煎服，30~60g。

禹白附

【**原文**】 白附子去面风之游走
bái fù zǐ qù miànfēng zhī yóu zǒu

［**来源**］天南星科多年生草本植物独角莲的块茎。

［**性味**］辛、甘，温。有毒。

［**归经**］归胃、肝经。

［**功效**］祛痰止痛，祛风止痉，祛湿止痒。

[应用]

（1）风痰眩晕，痰厥头痛。

（2）中风口眼歪斜；风痰壅盛之抽搐呕吐；破伤风之口噤痉挛。

（3）阴囊湿疹、瘙痒。

[用法用量] 煎服，3~5g；研末服，0.5~1g。外用适量。

[使用注意] 孕妇忌用。内服宜用炮制品。

大腹皮

【原文】 大腹皮治水肿之泛溢

[来源] 棕榈科常绿乔木槟榔果实的果皮。

[性味] 辛，微温。

[归经] 归脾、胃、大肠、小肠经。

[功效] 下气宽中，利尿消肿。

[应用]

（1）湿阻气滞之脘腹胀闷。

（2）水湿外溢，周身水肿，小便不利。

[用法用量] 煎服，6~12g。

椿根白皮

【原文】 椿根白皮主泻血

[来源] 苦木科落叶乔木植物椿的根皮或树皮。

[性味] 苦、涩，寒。

[归经] 归大肠、肝经。

[功效] 清热燥湿，止带止泻，收敛止血，杀虫。

[应用]

（1）湿热泻痢，久泻久痢。

（2）赤白带下。

（3）崩漏经多，便血痔血。

（4）蛔虫腹痛。

（5）外洗治疥癣瘙痒。

[用法用量] 煎服，3~6g；外用适量。

[使用注意] 脾胃虚寒者慎用。

桑白皮

【原文】 桑根白皮主喘息

[来源] 桑科植物落叶乔木桑树的根皮。

[性味] 甘，寒。

[归经] 归肺经。

[功效] 泻肺平喘，行水消肿。

[应用]

（1）肺热咳嗽喘促。

（2）水病肿满，上气喘急，或腰以下肿。

[用法用量] 煎服，6~12g。泻肺利水宜生用；平喘宜炙用。

桃仁

【原文】 桃仁破瘀血兼治腰痛

[来源] 蔷薇科植物落叶小乔木桃的成熟种仁。

[性味] 苦、甘，平。有小毒。

[归经] 归心、肝、大肠经。

［**功效**］活血祛瘀，润肠通便，止咳平喘。

［**应用**］

（1）血瘀经闭，痛经，腹中包块；跌打损伤，瘀血肿痛；肺痈、肠痈等症。

（2）肠燥便秘。

（3）咳嗽气喘。

［**用法用量**］煎服，6~9g。

［**使用注意**］孕妇忌用。

神曲

【**原文**】 <ruby>神<rt>shén</rt></ruby><ruby>曲<rt>qū</rt></ruby><ruby>健<rt>jiàn</rt></ruby><ruby>脾<rt>pí</rt></ruby><ruby>胃<rt>wèi</rt></ruby><ruby>而<rt>ér</rt></ruby><ruby>进<rt>jìn</rt></ruby><ruby>饮<rt>yǐn</rt></ruby><ruby>食<rt>shí</rt></ruby>

［**来源**］面粉和其他药物混合后经发酵而成的加工品。

［**性味**］甘、辛，温。

［**归经**］归脾、胃经。

［**功效**］消食和胃。

［**应用**］食滞脘腹所致的脘腹胀满、食少纳呆、肠鸣腹泻者。

［**用法用量**］煎服，6~15g。消食宜炒焦用。

五加皮

【**原文**】 <ruby>五<rt>wǔ</rt></ruby><ruby>加<rt>jiā</rt></ruby><ruby>皮<rt>pí</rt></ruby><ruby>坚<rt>jiān</rt></ruby><ruby>筋<rt>jīn</rt></ruby><ruby>骨<rt>gǔ</rt></ruby><ruby>以<rt>yǐ</rt></ruby><ruby>立<rt>lì</rt></ruby><ruby>行<rt>xíng</rt></ruby>

［**来源**］五加科植物落叶灌木细柱五加、无梗五加或刺五加的根皮。

［**性味**］辛、苦，温。

［**归经**］归肝、肾经。

［**功效**］祛风除湿，强筋壮骨，利水消肿。

［**应用**］

（1）风湿关节痛，湿邪偏盛之腰脚酸重肿痛或兼筋骨拘挛者。

（2）筋骨软弱，小儿脚痿行迟，并可用于外伤骨折等症。

（3）水肿，小便不利，脚气肿痛等症。

[**用法用量**] 煎服，6~9g；或酒浸，入丸、散剂服。

柏子仁

【**原文**】 柏子仁养心神而有益
bǎi zǐ rén yǎng xīn shén ér yǒu yì

[**来源**] 柏科常绿乔木侧柏的种仁。

[**性味**] 甘，平。

[**归经**] 归心、肾、大肠经。

[**功效**] 养心安神，润肠通便。

[**应用**]

（1）心血不足之神志不宁、失眠多梦、惊悸怔忡、记忆衰退等症。

（2）阴虚血亏者或老年、产后肠燥便秘。

[**用法用量**] 煎服，6~12g。

安息香

【**原文**】 抑又闻安息香辟恶，且止心腹之痛
yì yòu wén ān xī xiāng pì è　　qiě zhǐ xīn fù zhī tòng

[**来源**] 安息香科落叶乔木安息香树、越南安息香树的树脂。

[**性味**] 辛、苦，温。

[**归经**] 归心、脾、肺、胃经。

[**功效**] 芳香开窍，辟秽安神，行气活血，镇咳祛痰。

[**应用**] 卒中暴厥，心腹疼痛，霍乱呕逆，老年哮喘等症。

[**用法用量**] 入丸、散剂，0.3~1g。

冬瓜仁

【原文】 冬瓜仁醒脾，实为饮食之资
<small>dōng guā rén xǐng pí　shí wéi yǐn shí zhī zī</small>

[来源] 葫芦科一年生草本植物冬瓜的种子。

[性味] 甘，凉。

[归经] 归肺、胃、大肠、小肠经。

[功效] 清肺化痰，利湿排脓。

[应用] 肺热咳嗽，肺痈，肠痈，带下，白浊等症。

[用法用量] 煎服，9~15g。

僵蚕

【原文】 僵蚕治诸风之喉闭
<small>jiāng cán zhì zhū fēng zhī hóu bì</small>

[来源] 蚕蛾科昆虫家蚕 4~5 龄的幼虫感染白僵菌而致死的干燥体。

[性味] 咸、辛，平。

[归经] 归肝、肺、胃经。

[功效] 息风止痉，祛风止痛，化痰散结。

[应用]

（1）惊风、癫痫而夹痰热者；急惊风，痰喘发痉者；小儿脾虚久泻所致的慢惊风症见抽搐者；破伤风之角弓反张等症。

（2）肝经风热之上攻之头痛，迎风流泪，及风热喉痛；风中经络，口眼歪斜；皮肤风疹瘙痒等症。

（3）瘰疬痰核，乳痈初起，疔疮痈肿等。

[用法用量] 煎服，3~9g；研末吞服，每次 1~1.5g。散风热宜生用，其他多制用。

百合

【原文】 百合敛肺痨之嗽萎
bǎi hé liǎn fèi láo zhī sòu wěi

[**来源**] 百合科多年生草本植物百合或细叶百合及其同属多种植物鳞茎的鳞叶。

[**性味**] 甘，微寒。

[**归经**] 归心、肺、胃经。

[**功效**] 养阴润肺，清心安神。

[**应用**]

（1）阴虚肺燥，干咳少痰，痰中带血或咽干音哑等症。

（2）热病后期，余热未清，虚烦惊悸，失眠多梦及百合病之心肺阴虚内热证。

[**用法用量**] 煎服，9~18g。蜜炙可增加润肺作用。

赤小豆

【原文】 赤小豆解热毒，疮肿宜用
chì xiǎo dòu jiě rè dú　chuāngzhǒng yí yòng

[**来源**] 豆科一年生半攀缘草本植物赤小豆或赤豆的种子。

[**性味**] 甘、酸，平。

[**归经**] 归心、小肠经。

[**功效**] 利尿消肿，清热利湿退黄，解毒排脓。

[**应用**]

（1）水肿或脚气水肿，小便不利等症。

（2）湿热黄疸轻证，症见身发黄、发热、无汗。

（3）痈肿初起，红肿热痛。

[**用法用量**] 煎服，15~30g。

枇杷叶

【原文】 枇杷叶下逆气，哕呕可医
（pí pa yè xià nì qì, yuě ǒu kě yī）

[来源] 蔷薇科常绿小乔木枇杷树的叶。

[性味] 苦，微寒。

[归经] 归肺、胃经。

[功效] 清肺止咳，降逆止呕。

[应用]

（1）肺热咳嗽，气逆喘急，口苦咽燥等症。

（2）胃气上逆，恶心呕哕；胃热呕吐。

[用法用量] 煎服，6~12g。止咳宜炙用，止呕宜生用。

连翘

【原文】 连翘排疮脓与肿毒
（lián qiào pái chuāng nóng yǔ zhǒng dú）

[来源] 木犀科落叶灌木连翘的果实。

[性味] 苦，微寒。

[归经] 归心、小肠经。

[功效] 清热解毒，消肿散结。

[应用]

（1）各种热性病初起，身热或微感恶风及发斑发疹等症。

（2）痈肿疮毒，瘰疬痰核。

[用法用量] 煎服，6~15g。

石楠叶

【原文】 石楠叶利筋骨与毛皮
shí nán yè lì jīn gǔ yǔ máo pí

[**来源**] 蔷薇科植物石楠的干燥叶。

[**性味**] 辛、苦，平。有毒。

[**归经**] 归肝、肾经。

[**功效**] 祛风，通络，益肾。

[**应用**] 风痹，腰背酸痛，头痛，肾虚脚弱，阳痿遗精。

[**用法用量**] 煎服，3~9g；或入丸、散剂。

[**使用注意**] 阴虚火旺者忌服。

谷芽

【原文】 谷芽养脾
gǔ yá yǎng pí

[**来源**] 禾本科一年生草本植物稻或粟谷的发芽颖果。

[**性味**] 甘，平。

[**归经**] 归脾、胃经。

[**功效**] 健脾开胃，消食和中。

[**应用**] 脾胃虚弱所致的食欲减退、消化不良。

[**用法用量**] 煎服，9~15g。生用长于和中；炒用偏于消食。

阿魏

【原文】 阿魏除邪气而破积
_{ā wèi chú xié qì ér pò jī}

[来源] 伞形科植物新疆阿魏或阜康阿魏的树脂。

[性味] 苦、辛，温。

[归经] 归肝、脾、胃经。

[功效] 化癥散痞，消积，杀虫。

[应用]

（1）腹中痞块，瘀血癥瘕等症。

（2）各种食积，尤善治肉食积滞。

（3）疟疾，痢疾。

[用法用量] 内服，1~1.5g，多入丸、散剂，不宜入煎剂；外用适量，多入膏药。

[使用注意] 脾胃虚弱者及孕妇忌用。

紫河车

【原文】 紫河车补血
_{zǐ hé chē bǔ xuè}

[来源] 健康产妇的胎盘。

[性味] 甘、咸，温。

[归经] 归肺、肝、肾经。

[功效] 补肾益精，养血益气。

[应用]

（1）肾阳虚衰，精血不足之足膝无力、头昏耳鸣、男子遗精、女子不孕等。

（2）气血不足，症见产后乳汁缺少、面色萎黄消瘦、体倦乏力等。

（3）肺肾虚喘。

[**用法用量**] 1.5~3g，研末装胶囊服，也可入丸、散剂。如用鲜胎盘，每次半个至1个，水煮服食。

大枣

【**原文**】 大枣和药性以开脾

[**来源**] 鼠李科落叶灌木或小乔木枣树的成熟果实。

[**性味**] 甘，微温。

[**归经**] 归脾、胃、心、肝经。

[**功效**] 补脾和营，养心安神，缓和药性。

[**应用**]

（1）脾胃虚弱，食少倦怠，或脾虚泄泻，营卫不和等症。

（2）虚烦失眠及精神失常或悲伤欲哭，或无故喜笑、烦躁不安的脏躁证。

（3）药力较猛或辛苦药物较多的方中，取其缓和峻烈之性，以免过烈伤及脾胃，且有矫味作用。

[**用法用量**] 擘破煎服，6~15g。

鳖甲

【**原文**】 然而鳖甲治劳疟，兼破癥瘕

[**来源**] 鳖科动物鳖的背甲。

[**性味**] 咸，寒。

[**归经**] 归肝、肾经。

[**功效**] 滋阴退蒸，软坚散结。

[**应用**]

（1）阴虚劳热之骨蒸盗汗；温热病后期，阴液耗伤之夜热早凉；温邪伤

阴，症见舌干齿黑、手指蠕动。

（2）肝脾肿大，癥瘕积聚等症。

［用法用量］煎服，9~30g。宜先煎。

龟甲

【原文】 <ruby>龟<rt>guī</rt></ruby> <ruby>甲<rt>jiǎ</rt></ruby> <ruby>坚<rt>jiān</rt></ruby> <ruby>筋<rt>jīn</rt></ruby> <ruby>骨<rt>gǔ</rt></ruby>，<ruby>更<rt>gèng</rt></ruby> <ruby>疗<rt>liáo</rt></ruby> <ruby>崩<rt>bēng</rt></ruby> <ruby>疾<rt>jǐ</rt></ruby>

［来源］龟科动物乌龟的腹甲及背甲。

［性味］咸、甘，寒。

［归经］归肾、心、肝经。

［功效］滋阴潜阳，益肾健骨，固经止崩，养血补心。

［应用］

（1）阴虚火旺之骨蒸劳热、盗汗；阴虚阳亢之头晕目眩；温热病后，热邪伤阴之筋脉拘挛、手足抽动。

（2）肾阴亏虚之腰脚痿弱、筋骨不健，及小儿囟门不合等症。

（3）阴虚血热所致的月经过多、崩漏带下等症。

（4）阴血不足，心肾失养之惊悸、失眠、健忘等症。

［用法用量］煎服，9~30g。宜先煎。

乌梅

【原文】 <ruby>乌<rt>wū</rt></ruby> <ruby>梅<rt>méi</rt></ruby> <ruby>主<rt>zhǔ</rt></ruby> <ruby>便<rt>biàn</rt></ruby> <ruby>血<rt>xuè</rt></ruby> <ruby>疟<rt>nüè</rt></ruby> <ruby>痢<rt>lì</rt></ruby> <ruby>之<rt>zhī</rt></ruby> <ruby>用<rt>yòng</rt></ruby>

［来源］蔷薇科落叶小乔木梅的近成熟的绿色果实。

［性味］酸、涩，平。

［归经］归肺，脾，大肠经。

［功效］敛肺止咳，涩肠止泻，安蛔止痛，固下止血，生津止渴。

［应用］

（1）肺虚久咳，少痰或干咳无痰等症。

（2）久泻久痢。

（3）肠蛔虫病腹痛，呕吐；胆道蛔虫病。

（4）大便下血，尿血，崩漏不止等症。

（5）虚热之消渴。

［用法用量］煎服，3~9g，大剂量可用至30g。外用适量。止泻止血宜炒炭用。

竹沥

【原文】 竹沥治中风声音之失

［来源］禾本科多年生常绿竹状禾木或灌木新鲜的淡竹和青秆竹等竹秆，经火烤灼而流出的淡黄色澄清液汁。

［性味］甘，寒。

［归经］归心、肺、肝经。

［功效］清热豁痰，定惊利窍。

［应用］

（1）痰热壅肺而致的咳嗽喘急、痰稠难咯，顽痰胶结者用之最宜。

（2）中风不语，癫痫，惊厥等痰涎壅闭证。

［用法用量］冲服，30~60g。本品不能久藏，但可熬膏装瓶贮存。

附录

《雷公药性赋》原文

寒性药

zhū yào fù xìng　　cǐ lèi zuì hán
诸药赋性，此类最寒。

xī jiǎo jiě hū xīn rè　　líng yáng qīng hū fèi gān
犀角解乎心热；羚羊清乎肺肝。

zé xiè lì shuǐ tōng lìn ér bǔ yīn bù zú　　hǎi zǎo sàn yīng pò qì ér zhì shàn hé nán
泽泻利水通淋而补阴不足；海藻散瘿破气而治疝何难。

wén zhī jú huā néng míng mù qīng tóu fēng　　shè gàn liáo yān bì ér xiāo yōng dú
闻之菊花能明目清头风；射干疗咽闭而消痈毒。

yì yǐ lǐ jiǎo qì ér chú fēng shī　　ǒu jié xiāo yū xuè ér zhǐ tù nǜ
薏苡理脚气而除风湿；藕节消瘀血而止吐衄。

guā lóu zǐ xià qì rùn fèi chuǎn xī　　yòu qiě kuān zhōng　　chē qián zǐ zhǐ xiè lì xiǎo biàn
瓜蒌子下气润肺喘兮，又且宽中；车前子止泻利小便

xī　　yóu néng míng mù
兮，尤能明目。

shì yǐ huáng bǎi chuāng yòng　　dōu líng sòu yī
是以黄柏疮用，兜铃嗽医。

dì gǔ pí yǒu tuì rè chú zhēng zhī xiào　　bò hé yè yí xiāo fēng qīng zhǒng zhī shī
地骨皮有退热除蒸之效，薄荷叶宜消风清肿之施。

kuān zhōng xià qì　　zhǐ qiào huǎn ér zhǐ shí sù yě　　liáo jī jiě biǎo　　gān gé xiān ér
宽中下气，枳壳缓而枳实速也；疗肌解表，干葛先而

chái hú cì zhī
柴胡次之。

bǎi bù zhì fèi rè　　ké sòu kě zhǐ　　zhī zi liáng xīn shèn　　bí nǜ zuì yí
百部治肺热，咳嗽可止；栀子凉心肾，鼻衄最宜。

xuán shēn zhì jié rè dú yōng　　qīng lì yān gé　　shēng má xiāo fēng rè zhǒng dú　　fā sàn
玄参治结热毒痈，清利咽膈；升麻消风热肿毒，发散

chuāng yí
疮痍。

尝闻腻粉抑肺而敛肛门；金箔镇心而安魂魄。

茵陈主黄疸而利水；瞿麦治热淋之有血。

朴硝通大肠，破血而止痰癖；石膏治头痛，解肌而消烦渴。

前胡除内外之痰实；滑石利六腑之涩结。

天门冬止嗽，补血涸而润心肝；麦门冬清心，解烦渴而除肺热。

又闻治虚烦除哕呕，须用竹茹；通秘结导瘀血，必资大黄。

宣黄连治冷热之痢，又厚肠胃而止泻；淫羊藿疗风寒之痹，且补阴虚而助阳。

茅根止血与吐衄；石韦通淋于小肠。

熟地黄补血且疗虚损；生地黄宣血更医眼疮。

赤芍药破血而疗腹痛，烦热亦解；白芍药补虚而生新血，退热尤良。

若乃消肿满逐水于牵牛；除热毒杀虫于贯众。

金铃子治疝气而补精血；萱草根治五淋而消乳肿。

侧柏叶治血山崩漏之疾；香附子理血气妇人之用。

地肤子利膀胱，可洗皮肤之风；山豆根解热毒，能止咽喉之痛。

白鲜皮去风治筋弱，而疗足顽痹；旋覆花明目治头风，而消痰嗽壅。

又况荆芥穗清头目便血，疏风散疮之用；栝楼根疗黄疸毒痈，消渴解痰之忧。

地榆疗崩漏，止血止痢；昆布破疝气，散瘿散瘤。

疗伤寒解虚烦，淡竹叶之功倍；除结气破瘀血，牡丹皮之用同。

知母止嗽而骨蒸退；牡蛎涩精而虚汗收。

贝母清痰止咳嗽而利心肝；桔梗下气利胸膈而治咽喉。

若夫黄芩治诸热，兼主五淋；槐花治肠风，亦医痔痢。

常山理痰结而治温疟；葶苈泻肺喘而通水气。

此六十六种药性之寒者也。

热性药

药有温热，又当审详。

欲温中以荜茇；用发散以生姜。

五味子止嗽痰，且滋肾水；腽肭脐疗痨瘵，更壮元阳。

原夫川芎祛风湿、补血清头；续断治崩漏、益筋强脚。

麻黄表汗以疗咳逆；韭子壮阳而医白浊。

川乌破积，有消痰治风痹之功；天雄散寒，为去湿助精阳之药。

观夫川椒达下，干姜暖中。

胡芦巴治虚冷之疝气；生卷柏破癥瘕而血通。

白术消痰壅、温胃，兼止吐泻；菖蒲开心气散冷，更治耳聋。

丁香快脾胃而止吐逆；良姜止心气痛之攻冲。

肉苁蓉填精益肾；石硫黄暖胃驱虫。

胡椒主去痰而除冷；秦椒主攻痛而去风。

吴茱萸疗心腹之冷气；灵砂定心脏之怔忡。

盖夫散肾冷助脾胃，须荜澄茄；疗心痛破积聚，用蓬莪术。

缩砂止吐泻安胎，化酒食之剂；附子疗虚寒反胃，壮元阳之方。

白豆蔻治冷泻，疗痛止痛于乳香；红豆蔻止吐酸，消血杀虫于干漆。

岂知鹿茸生精血，腰脊崩漏之均补；虎骨壮筋骨，寒湿毒风之并祛。

檀香定霍乱，而心气之痛愈；鹿角秘精髓，而腰脊之痛除。

消肿益血于米醋；下气散寒于紫苏。

扁豆助脾，则酒有行药破结之用；麝香开窍，则葱为通中发汗之需。

尝观五灵脂治崩漏，理血气之刺痛；麒麟竭止血出，疗金疮之伤折。

麋茸壮阳以助肾；当归补虚而养血。

乌贼骨止带下，且除崩漏目翳；鹿角胶住血崩，能补虚羸劳绝。

白花蛇治瘫痪，疗风痒之癣疹；乌梢蛇疗不仁，去疮疡之风热。

乌药有治冷气之理；禹余粮乃疗崩漏之因。

巴豆利痰水，能破寒积；独活疗诸风，不论新久。

山茱萸治头晕遗精之药；白石英医咳嗽吐脓之人。

厚朴温胃而去呕胀，消痰亦验；肉桂行血而疗心痛，止汗如神。

是则鲫鱼有温胃之功；代赭乃镇肝之剂。

沉香下气补肾，定霍乱之心痛；橘皮开胃去痰，导壅滞之逆气。

此六十六种药性之热者也。

温性药

温药总括，医家素谙。

木香理乎气滞；半夏主于痰湿。

苍术治目盲，燥脾去湿宜用；萝卜去膨胀，下气治面尤堪。

况夫钟乳粉补肺气，兼疗肺虚；青盐治腹痛，且滋肾水。

山药而腰湿能医；阿胶而痢嗽皆止。

赤石脂治精浊而止泄，兼补崩中；阳起石暖子宫以壮阳，更疗阴痿。

诚以紫菀治嗽，防风祛风，苍耳子透脑止涕，威灵仙宣风通气。

细辛去头风，止嗽而疗齿痛；艾叶治崩漏安胎而医痢红。

羌活明目驱风，除湿毒肿痛；白芷止崩治肿，疗痔瘘疮痈。

若乃红蓝花通经，治产后恶血之余；刘寄奴散血，疗汤火金疮之苦。

减风湿之痛则茵芋叶；疗折伤之证责骨碎补。

藿香叶辟恶气而定霍乱；草果仁温脾胃而止呕吐。

巴戟天治阴疝白浊，补肾尤滋；元胡索理气痛血凝，调经有助。

尝闻款冬花润肺，去痰嗽以定喘；肉豆蔻温中，止霍乱而助脾。

抚芎走经络之痛；何首乌治疮疥之资。

姜黄能下气，破恶血之积；防己宜消肿，去风湿之施。

藁本除风，主妇人阴痛之用；仙茅益肾，扶元气虚弱之衰。

乃曰破故纸温肾，补精髓与劳伤；宣木瓜入肝，疗脚气并水肿。

杏仁润肺燥止嗽之剂；茴香治疝气肾疼之用。

诃子生精止渴，兼疗滑泄之疴；秦艽攻风逐水，又除肢节之痛。

槟榔豁痰而逐水，杀寸白虫；杜仲益肾而添精，去腰膝重。

当知紫石英疗惊悸崩中之疾，橘核仁治腰痛疝气之真。

金樱子兮涩精；紫苏子兮下气涎。

淡豆豉发伤寒之表；大小蓟除诸血之鲜。

益智安神，治小便之频数；麻仁润肺，利六腑之燥坚。

抑又闻补虚弱排疮脓，莫若黄芪；强腰脚壮筋骨，无如狗脊。

菟丝子补肾以明目；马兰花治疝而有益。

<ruby>此<rt>cǐ</rt></ruby> <ruby>五<rt>wǔ</rt></ruby> <ruby>十<rt>shí</rt></ruby> <ruby>四<rt>sì</rt></ruby> <ruby>种<rt>zhǒng</rt></ruby> <ruby>药<rt>yào</rt></ruby> <ruby>性<rt>xìng</rt></ruby> <ruby>之<rt>zhī</rt></ruby> <ruby>温<rt>wēn</rt></ruby> <ruby>者<rt>zhě</rt></ruby> <ruby>也<rt>yě</rt></ruby>。

平性药

详论药性，平和惟在。

以硇砂而去积；用龙齿以安魂。

青皮快膈除膨胀，且利脾胃；芡实益精治白浊，兼补真元。

原夫木贼草去目翳，崩漏亦医；花蕊石治金疮，血行则却。

决明和肝气，治眼之剂；天麻主头眩，祛风之药。

甘草和诸药而解百毒，盖以气平；石斛平胃气而补肾虚，更医脚弱。

观乎商陆治肿；覆盆益精。

琥珀安神而散血；朱砂镇心而有灵。

牛膝强足补精，兼疗腰痛；龙骨止汗住泄，更治血崩。

甘松理风气而痛止；蒺藜疗风疮而目明。

人参润肺宁心，开脾助胃；蒲黄止崩治衄，消瘰调经。

岂不以南星醒脾，去惊风痰吐之忧；三棱破积，除血块气滞之证。

没食主泄泻而神效；皂角治风痰而响应。

桑螵蛸疗遗精之泄；鸭头血医水肿之盛。

蛤蚧治劳嗽，牛蒡子疏风壅之痰；全蝎主风瘫，酸枣仁去怔忡之病。

尝闻桑寄生益血安胎，且止腰痛；大腹子去膨下气，亦令胃和。

小草、远志，俱有宁心之妙；木通、猪苓，尤为利水之多。

莲肉有清心醒脾之用；没药乃治疮散血之科。

郁李仁润肠宣血，去浮肿之疾；茯神宁心益智，除惊悸之疴。

白茯苓补虚劳，多在心脾之有眚；赤茯苓破结血，独利水道以无毒。

因知麦芽有助脾化食之功；小麦有止汗养心之力。

白附子去面风之游走；大腹皮治水肿之泛溢。

椿根白皮主泻血；桑根白皮主喘息。

桃仁破瘀血兼治腰痛；神曲健脾胃而进饮食。

五加皮坚筋骨以立行；柏子仁养心神而有益。

抑又闻安息香辟恶，且止心腹之痛；冬瓜仁醒脾，实为饮食之资。

僵蚕治诸风之喉闭；百合恋肺痨之嗽萎。

赤小豆解热毒，疮肿宜用；枇杷叶下逆气，哕呕可医。

连翘排疮脓与肿毒；石楠叶利筋骨与毛皮。

谷芽养脾，阿魏除邪气而破积；紫河车补血，大枣和药性以开脾。

然而鳖甲治痨疟，兼破癥瘕；龟甲坚筋骨，更疗崩疾。

乌梅主便血疟疾之用；竹沥治中风声音之失。

此六十八种药性之平者也。

中药功效归类索引

药名拼音索引

第十二章
《汤头歌诀》诵读

第一节　补益之剂

四君子汤 ①
（《太平惠民和剂局方》）
助阳补气

【原文】

sì jūn zǐ tāng zhōng hé yì　shēn zhú fú líng gān cǎo bǐ
四君子汤中和义，参术茯苓甘草比；

yì yǐ xià chén míng liù jūn　qū tán bǔ qì yáng xū mǐ
益以夏陈名六君，祛痰补气阳虚弥 ②；

chú què bàn xià míng yì gōng　huò jiā xiāng shā wèi hán shǐ
除却半夏名异功，或加香砂胃寒使 ③。

【注释】

① 四君子汤：君子，古代把有地位、有道德的人称为君子。本方参、术、苓、草四味药皆有补气作用，不燥不峻，性平和，故取名为四君子汤。

② 弥：平息，消除。

③ 使：使用。

【组成】 人参　白术　茯苓　炙甘草各等份

【用法】 为细末，每服6克，水煎服。

【功用】 益气健脾。

【**主治**】脾胃气虚证。症见面色萎白，语声低微，四肢无力，食少便溏，舌质淡，脉虚缓无力。

升阳益胃汤

（《脾胃论》）

升阳益胃

【**原文**】

　shēng　yáng　yì　wèi shēn zhú　qí　　huáng lián bàn xià cǎo chén pí
升　阳益胃参术芪，黄连半夏草陈皮，

　líng　xiè fáng fēng qiāng dú huó　　chái hú　bái sháo zǎo jiāng suí
苓泻防风羌独活，柴胡白芍枣姜随。

【**组成**】黄芪60克　人参　半夏　炙甘草各30克　羌活　独活　防风　白芍各15克　陈皮12克　白术　茯苓　泽泻　柴胡各9克　黄连6克

【**用法**】上药为粗末，每服9克，加姜、枣，水煎服。

【**功用**】健脾益气，升阳祛湿。

【**主治**】脾胃虚兼湿证。症见怠惰嗜卧，饮食无味，身体酸重，肢节疼痛，口苦舌干，大便不调，小便频数，或见恶寒，舌淡苔白腻，脉缓无力。

益气聪明汤

（《东垣试效方》）

聪耳明目

【**原文**】

　yì　qì　cōng míng tāng màn jīng　　shēng gě shēn qí huáng bò bìng
益气聪明汤蔓荆，升葛参芪黄柏并，

　gèng jiā sháo yào zhì gān cǎo　　ěr lóng mù zhàng fú　zhī qīng
更加芍药炙甘草，耳聋目障服之清。

【**组成**】黄芪　人参各15克　葛根　蔓荆子各9克　白芍　黄柏各6克　升麻5克　炙甘草3克

【用法】每服 12 克，临卧及早四点服。

【功用】补中气，升清阳。

【主治】目疾中气不足，清阳不升证。症见目内生障，视物昏花，耳鸣耳聋等。

保元汤

（《博爱心鉴》）

温补气虚

【原文】

bǎo yuán bǔ yì zǒng piān wēn   guì cǎo shēn qí sì wèi cún
保元补益总偏温，桂草参芪四味存，

nán fù xū láo yòu kē dòu   chí gāng sān qì ① miào nán yán
男妇虚劳幼科痘，持纲三气①妙难言。

【注释】

① 三气：指肺气、胃气、肾气。

【组成】黄芪 9 克　人参 3 克　炙甘草 3 克　肉桂 1 克（原书无用量，今据《景岳全书》补）。

【用法】加生姜 1 片，水煎服。

【功用】益气温阳。

【主治】虚损劳怯，元气不足证。症见倦怠乏力，少气畏寒，以及小儿痘疮，阳虚顶陷，不能发起灌浆者。

金匮肾气丸

（《金匮要略》）

治肾祖方

【原文】

jīn guì shèn qì zhì shèn xū   shú dì huái yào jǐ shān yú
金匮肾气治肾虚，熟地怀药及山萸，

dān pí líng zé jiā fù guì yǐn huǒ guī yuán rè xià qū
丹皮苓泽加附桂，引火归原热下趋；

jì shēng jiā rù chē niú xī èr biàn tōng tiáo zhǒngzhàng chú
济生加入车牛膝，二便通调肿胀除；

qián shì liù wèi qù fù guì zhuān zhì yīn xū huǒ yǒu yú
钱氏六味去附桂，专治阴虚火有余；

liù wèi zài jiā wǔ wèi mài bā xiān dū qì zhì xiāng shū
六味再加五味麦，八仙都气治相殊；

gèng yǒu zhī bò yǔ qǐ jú guī sháoshēn mài gè fēn tú
更有知柏与杞菊，归芍参麦各分途。

【组成】 干地黄 24 克　薯蓣（即山药）　山茱萸各 12 克　泽泻　茯苓　牡丹皮各 9 克　桂枝　附子各 30 克

【用法】 为末，炼蜜为丸，小豆大，酒下十五丸，加至二十五丸，日三次。

【功用】 补肾助阳。

【主治】 肾阳虚损证。症见腰痛脚软，身半以下常发冷，少腹拘急，小便不利，或小便频多，入夜尤甚，阳痿早泄，舌淡胖，脉虚弱等。

当归补血汤

（《内外伤辨惑论》）

血虚身热

【原文】

dāng guī bǔ xuè yǒu qí gōng guī shǎo qí duō lì zuì xióng
当归补血有奇功，归少芪多力最雄，

gèng yǒu qí fáng tóng bái zhú bié míng zhǐ hàn yù píng fēng
更有芪防同白术，别名止汗玉屏风。

【组成】 黄芪 30 克　当归 6 克

【用法】 水煎服。

【功用】 补气生血。

【主治】 血虚发热证。症见肌热面红，烦渴欲饮，脉洪大无力。

七宝美髯丹

（《医方集解》）

补益肝肾

【原文】

qī bǎo měi rán　　hé shǒu wū　　　tù sī niú xī fú líng jù
七宝美髯①何首乌，菟丝牛膝茯苓俱，

gǔ zhī gǒu qǐ dāng guī hé　　zhuān yì shèn gān jīng xuè xū
骨脂枸杞当归合，专益肾肝精血虚。

【注释】

① 髯：胡须。

【组成】何首乌大者赤白各500克　菟丝子　牛膝　当归　枸杞子　茯苓各250克　补骨脂120克

【用法】蜜丸，每服9克，盐汤或酒下。

【功用】补肾水，益肝血。

【主治】肝肾不足证。症见须发早白，脱发，齿牙动摇，腰膝酸软，梦遗滑精，肾虚不育等。

天王补心丹

（《道藏》）

宁心益智

【原文】

tiān wáng bǔ xīn bǎi zǎo rén　　èr dōng shēng dì yǔ guī shēn
天王补心柏枣仁，二冬生地与归身，

sān shēn jié gěng zhū shā wèi　　yuǎn zhì fú líng gòng yǎng shén
三参桔梗朱砂味，远志茯苓共养神；

huò yǐ chāng pú gēng wǔ wèi　　láo xīn sī lù guò hào zhēn
或以菖蒲更五味，劳心思虑过耗真。

【组成】生地黄 120 克　柏子仁　炒酸枣仁　天冬　麦冬　当归　五味子各 30 克　人参　玄参　丹参　桔梗　远志　茯苓各 15 克

【用法】共为细末，炼蜜为丸，朱砂为衣，每服 9 克。

【功用】滋阴养血，补心安神。

【主治】阴虚血少，神志不安证。症见心悸失眠，虚烦神疲，梦遗健忘，手足心热，口舌生疮，舌红少苔，脉细数。

第二节　发表之剂

麻黄汤

（《伤寒论》）

寒伤营无汗

【原文】

má huáng tāng zhōng yòng guì zhī　xìng rén gān cǎo sì bān shī
麻黄汤中用桂枝，杏仁甘草四般施，

fā rè wù hán tóu xiàng tòng　shāng hán fú cǐ hàn lín lí
发热恶寒头项痛，伤寒服此汗淋漓。

【组成】麻黄 9 克　桂枝 6 克　杏仁 10 克　甘草 3 克

【用法】水煎服。

【功用】发汗解表，宣肺平喘。

【主治】外感风寒证。症见恶寒发热，头疼身痛，无汗而喘，舌苔薄白，脉浮紧。

大青龙汤

(《伤寒论》)

风寒两解

【原文】

dà qīng lóng tāng guì má huáng
大青龙汤桂麻黄，

xìng cǎo shí gāo jiāng zǎo cáng
杏草石膏姜枣藏，

tài yáng wú hàn jiān fán zào
太阳无汗兼烦躁，

fēng hán liǎng jiě cǐ wéi liáng
风寒两解此为良。

【组成】麻黄 10 克　桂枝　炙甘草各 6 克　杏仁 6 克　石膏 60 克　生姜 9 克　大枣 3 枚

【用法】水煎服。

【功用】发汗解表，清热除烦。

【主治】外感风寒证。症见无汗出，烦躁，身疼痛，脉浮紧。

葛根汤

(《伤寒论》)

太阳无汗恶风

【原文】

gě gēn tāng nèi má huángxiāng
葛根汤内麻黄襄，

èr wèi jiā rù guì zhī tāng
二味加入桂枝汤，

qīng kě qù shí yīn wú hàn
轻可去实因无汗，

yǒu hàn jiā gě wú má huáng
有汗加葛无麻黄。

【组成】葛根 12 克　麻黄 9 克　桂枝 6 克　生姜 9 克　炙甘草 6 克　芍药 6 克　大枣 3 枚

【用法】水煎服。

【功用】发汗解表，濡润筋脉。

【主治】外感风寒，筋脉失养证。症见恶寒发热，头痛项强，无汗，苔薄白，脉浮紧。

九味羌活汤

（《此事难知》）

解表通利

【原文】

jiǔ wèi qiāng huó yòng fáng fēng　xì xīn cāng zhǐ yǔ chuānxiōng
九味羌活用防风，细辛苍芷与川芎，

huáng qín shēng dì tóng gān cǎo　sān yáng jiě biǎo yì jiāngcōng
黄芩生地同甘草，三阳解表益姜葱，

yīn xū qì ruò rén jìn yòng　jiā jiǎn lín shí zài biàntōng
阴虚气弱人禁用，加减临时再变通。

【组成】羌活　防风　苍术各5克　细辛2克　川芎　白芷　生地黄　黄芩　甘草各3克

【用法】水煎服。

【功用】发汗祛湿，兼清里热。

【主治】外感风寒湿，里有蕴热证。症见恶寒发热，肌表无汗，头痛项强，肢体酸楚疼痛，口苦而渴，舌苔薄白微腻，脉浮。

神术散

（《太平惠民和剂局方》）

散风寒湿

【原文】

shén zhú sǎn yòng gān cǎo cāng　xì xīn gǎo běn xiōng zhǐ qiāng
神术散用甘草苍，细辛藁本芎芷羌，

gè zǒu yī jīng qū fēng shī　fēng hán xiè xiè zǒng kān cháng
各走一经祛风湿，风寒泄泻总堪尝；

tài wú① shén zhú jí píng wèi　jiā rù chāng pú yǔ huò xiāng
太无①神术即平胃，加入菖蒲与藿香；

hǎi zàng   shén zhú cāng fáng cǎo   tài yáng wú hàn dài má huáng

海藏 ② 神术苍防草，太阳无汗代麻黄；

ruò yǐ bái zhú yì cāng zhú   tài yáng yǒu hàn cǐ fāng liáng

若以白术易苍术，太阳有汗此方良。

【注释】

① 太无：人名，即罗太无，丹溪之师。

② 海藏：人名，即王海藏。

【组成】苍术 12 克　川芎　白芷　羌活　藁本　细辛　炙甘草各 6 克

【用法】加生姜 9 克，水煎服。

【功用】散寒祛湿。

【主治】外感风寒湿邪证。症见恶寒发热，头痛无汗，鼻塞声重，身体疼痛，咳嗽头昏，以及大便泄泻等。

麻黄附子细辛汤

（《伤寒论》）

少阴表证

【原文】

má huáng fù zǐ xì xīn tāng   fā biǎo wēn jīng liǎng fǎ zhāng

麻黄附子细辛汤，发表温经两法彰，

ruò fēi biǎo lǐ xiāng jiān zhì   shǎo yīn fǎn rè hé   néng kāng

若非表里相兼治，少阴反热曷 ① 能康。

【注释】

① 曷：何时。

【组成】麻黄 9 克　附子 6 克　细辛 3 克

【用法】水煎服。

【功用】助阳解表。

【主治】少阴病始得之，反发热，脉沉者。

银翘散

(《温病条辨》)

温邪初起

【原文】

yín qiào sǎn zhǔ shàng jiāo yī　　zhú yè jīng niú bò he chǐ
银翘散主上焦医，竹叶荆牛薄荷豉，

gān jié lú gēn liáng jiě fǎ　　fēng wēn chū gǎn cǐ fāng yí
甘桔芦根凉解法，风温初感此方宜，

ké jiā xìng bèi kě huā fěn　　rè shèn zhī qín cì dì shī
咳加杏贝渴花粉，热甚栀芩次第施。

【组成】银花　连翘各30克　苦桔梗　牛蒡子　薄荷各18克　竹叶　荆芥穗各12克　淡豆豉　甘草各15克

【用法】为散，每服20克，鲜苇汤煎服。

【功用】辛凉透表，清热解毒。

【主治】外感风热表证。症见发热无汗或汗出不畅，微恶风寒，头痛口渴，咳嗽咽痛，舌尖红，苔薄白或微黄，脉浮数。

桑菊饮

(《温病条辨》)

风温咳嗽

【原文】

sāng jú yǐn zhōng jié gěng qiào　　xìng rén gān cǎo bò he ráo
桑菊饮中桔梗翘，杏仁甘草薄荷饶，

lú gēn wéi yǐn qīng qīng jì　　rè shèng yáng míng rù mǔ gāo
芦根为引轻清剂，热盛阳明入母膏。

【组成】桑叶8克　菊花3克　杏仁6克　连翘5克　薄荷3克　桔梗6克　生甘草3克　苇根6克

【用法】水煎服。

【功用】疏风清热，宣肺止咳。

【主治】外感风温轻证。症见但咳，身不甚热，口微渴，脉浮数。

竹叶柳蒡汤

（《先醒斋医学广笔记》）

小儿痧

【原文】

<ruby>竹<rt>zhú</rt></ruby> <ruby>叶<rt>yè</rt></ruby> <ruby>柳<rt>liǔ</rt></ruby> <ruby>蒡<rt>bàng</rt></ruby> <ruby>干<rt>gān</rt></ruby> <ruby>葛<rt>gě</rt></ruby> <ruby>知<rt>zhī</rt></ruby>，　<ruby>蝉<rt>chán</rt></ruby> <ruby>衣<rt>yī</rt></ruby> <ruby>荆<rt>jīng</rt></ruby> <ruby>芥<rt>jiè</rt></ruby> <ruby>薄<rt>bò</rt></ruby> <ruby>荷<rt>he</rt></ruby> <ruby>司<rt>sī</rt></ruby>，

<ruby>石<rt>shí</rt></ruby> <ruby>膏<rt>gāo</rt></ruby> <ruby>粳<rt>jīng</rt></ruby> <ruby>米<rt>mǐ</rt></ruby> <ruby>参<rt>shēn</rt></ruby> <ruby>甘<rt>gān</rt></ruby> <ruby>麦<rt>mài</rt></ruby>，　<ruby>初<rt>chū</rt></ruby> <ruby>起<rt>qǐ</rt></ruby> <ruby>风<rt>fēng</rt></ruby> <ruby>痧<rt>shā</rt></ruby> <ruby>此<rt>cǐ</rt></ruby> <ruby>可<rt>kě</rt></ruby> <ruby>施<rt>shī</rt></ruby>。

【组成】西河柳 15 克　荆芥穗　干葛　牛蒡子各 5 克　蝉蜕　薄荷　知母　甘草各 3 克　淡竹叶 5 克（甚者加石膏 15 克　粳米 5 克）

【用法】水煎服。

【功用】透疹解表，清泄肺胃。

【主治】痧疹不透。症见痧疹透发不出，喘嗽，烦闷躁烦，咽喉肿痛等。

华盖散

（《太平惠民和剂局方》）

风寒致哮

【原文】

<ruby>华<rt>huá</rt></ruby> <ruby>盖<rt>gài</rt></ruby> <ruby>麻<rt>má</rt></ruby> <ruby>黄<rt>huáng</rt></ruby> <ruby>杏<rt>xìng</rt></ruby> <ruby>橘<rt>jú</rt></ruby> <ruby>红<rt>hóng</rt></ruby>，　<ruby>桑<rt>sāng</rt></ruby> <ruby>皮<rt>pí</rt></ruby> <ruby>苓<rt>líng</rt></ruby> <ruby>草<rt>cǎo</rt></ruby> <ruby>紫<rt>zǐ</rt></ruby> <ruby>苏<rt>sū</rt></ruby> <ruby>供<rt>gōng</rt></ruby>，

<ruby>三<rt>sān</rt></ruby> <ruby>拗<rt>ào</rt></ruby> <ruby>只<rt>zhī</rt></ruby> <ruby>用<rt>yòng</rt></ruby> <ruby>麻<rt>má</rt></ruby> <ruby>甘<rt>gān</rt></ruby> <ruby>杏<rt>xìng</rt></ruby>，　<ruby>表<rt>biǎo</rt></ruby> <ruby>散<rt>sàn</rt></ruby> <ruby>风<rt>fēng</rt></ruby> <ruby>寒<rt>hán</rt></ruby> <ruby>力<rt>lì</rt></ruby> <ruby>最<rt>zuì</rt></ruby> <ruby>雄<rt>xióng</rt></ruby>。

【组成】麻黄　桑白皮　紫苏子　杏仁　赤茯苓　陈皮各 9 克　炙甘草 5 克

【用法】上药为末，每服 6 克，水煎服。

【功用】宣肺解表，祛痰止咳。

【主治】肺感风寒证。症见咳嗽上气，痰气不利，呀呷有声，脉浮者。

第三节　攻里之剂

大承气汤

（《伤寒论》）

胃腑三焦大热大实

【原文】

dà chéng qì tāng yòng máng xiāo　　zhǐ shí dà huáng hòu pò ráo
大承气汤用芒硝，枳实大黄厚朴饶；

jiù yīn xiè rè gōng piān shàn　　jǐ xià yáng míng yǒu shù tiáo
救阴泻热功偏擅，急下阳明有数条。

【组成】大黄 12 克　厚朴 24 克　枳实 12 克　芒硝 10 克

【用法】水煎，后下大黄，冲服芒硝。

【功用】峻下热结。

【主治】阳明腑实证。症见身热汗出，心下痞塞不通，胸腹胀满，大便干燥，腹痛拒按，大便不通，或热结旁流，下利清水，其气臭秽，舌苔黄燥起刺，或焦黑燥裂，脉沉实等。

木香槟榔丸

（《儒门事亲》）

一切实积

【原文】

mù xiāng bīng láng qīng chén pí
木香槟榔青陈皮，

zhǐ qiào bò lián léng é suí
枳壳柏连棱莪随；

dà huáng hēi chǒu jiān xiāng fù
大黄黑丑兼香附，

máng xiāo shuǐ wán liáng fú zhī
芒硝水丸量服之；

yī qiè shí jī néng tuī dàng
一切实积能推荡，

xiè lì shí nüè yòng xián yí
泻痢食疟①用咸宜。

【注释】

① 食疟：疟疾的一种。由饮食不节，营卫失和所致，症见善不能食、食后胀满、腹大善呕、寒热交作等。

【组成】木香　槟榔　青皮　陈皮　枳壳　三棱　广莪（莪术）　黄连各30克　黄柏　大黄各90克　香附子　牵牛各120克

【用法】上为细末，芒硝水为丸，如小豆大，每服三十丸，食后生姜汤下。

【功用】攻积泻热，行气导滞。

【主治】湿热痢疾、食积。症见赤白痢疾，里急后重；或食积内停，脘腹胀满，大便秘结，舌苔黄腻，脉沉实。

温脾汤

（《备急千金要方》）

温药攻下

【原文】

wēn pí shēn fù yǔ gān jiāng
温脾参附与干姜，

gān cǎo dāng guī xiāo dà huáng
甘草当归硝大黄；

hán rè bìng xíng zhì hán jī
寒热并行治寒积，

qí fù jiǎo jié tòng fēi cháng
脐腹绞结痛非常。

【组成】大黄 15 克　　当归　干姜各 9 克　　附子　人参　芒硝　甘草各 6 克

【用法】水煎，后下大黄。

【功用】攻下冷积，温补脾阳。

【主治】冷积内停证。症见便秘腹痛，脐下绞痛，绕脐不止，手足欠温，苔白不渴，脉沉弦而迟。

芍药汤

（《素问病机气宜保命集》）

痢下赤白

【原文】

芍药芩连与锦纹①，桂甘槟木及归身；

别名导气除甘桂，枳壳加之效若神。

【注释】

① 锦纹：大黄。

【组成】芍药 30 克　　当归　黄连　黄芩各 15 克　　大黄 9 克　　木香　槟榔　甘草各 6 克　　官桂 5 克

【用法】水煎服。

【功用】清热解毒，调和气血。

【主治】湿热痢疾。症见腹痛便脓血，赤白相兼，里急后重，肛门灼热，小便短赤，苔腻微黄，脉弦滑数。

第四节　涌吐之剂

瓜蒂散

（《伤寒论》）

痰食实热

【原文】

guā dì sǎn zhōng chì xiǎo dòu　huò rù lí lú yù jīn còu
瓜蒂散中赤小豆，或入藜芦郁金凑；

cǐ tù shí rè yǔ fēng tán　xū zhě shēn lú yī wèi gōu
此吐实热与风痰，虚者参芦一味勾；

ruò tù xū fán zhī chǐ tāng　jù tán wū fù jiān fāng tòu
若吐虚烦栀豉汤，剧痰乌附尖方透；

gǔ rén shàng yǒu shāo yán fāng　yī qiè jī zhì gōngnéng zòu
古人尚有烧盐方，一切积滞功能奏。

【组成】瓜蒂3克　赤小豆3克

【用法】将2味药研细末和匀，每服2~3克，用豆豉9克煎汤送服。不吐者，用洁净翎毛探喉取吐。

【功用】涌吐痰涎宿食。

【主治】痰涎宿食，壅塞胸脘证。症见胸中痞硬，懊恼不安，气上冲咽喉不得息，寸脉微浮者。

第五节　和解之剂

小柴胡汤

（《伤寒论》）

和解半表半里

【原文】

xiǎo chái hú tāng hé jiě gōng　bàn xià rén shēn gān cǎo cóng

小柴胡汤和解供，半夏人参甘草从，

gèng yòng huáng qín jiā jiāng zǎo　shào yáng bǎi bìng cǐ wéi zōng

更用黄芩加姜枣，少阳百病此为宗。

【组成】柴胡 15 克　黄芩　人参　甘草　生姜各 9 克　半夏 9 克　大枣 3 枚

【用法】水煎服。

【功用】和解少阳。

【主治】

（1）少阳伤寒证。症见往来寒热，胸胁苦满，默默不欲饮食，心烦喜呕，口苦，咽干，目眩，舌苔薄白，脉弦。

（2）妇人伤寒，热入血室，以及疟疾、黄疸与内伤杂病而见少阳证者。

四逆散

（《伤寒论》）

阳证热厥

【原文】

sì nì sàn lǐ yòng chái hú　sháo yào zhǐ shí gān cǎo xū

四逆散里用柴胡，芍药枳实甘草须，

此是阳邪成厥逆，敛阴泄热平剂扶。

【组成】炙甘草　柴胡　芍药　枳实各等份

【用法】捣筛，白饮和服3克，日三服。

【功用】透邪解郁，疏肝理脾。

【主治】

（1）阳郁厥逆证。症见手足厥冷，但上不过肘，下不过膝，久按则有微热，脉弦。

（2）肝脾不和证。症见胸胁脘腹疼痛，或泄利下重。

黄芩汤

（《伤寒论》）

太阳、少阳合病下利

【原文】

黄芩汤用甘芍并，二阳合利枣加烹，

此方遂为治痢祖，后人加味或更名；

再加生姜与半夏，前症兼呕此能平；

单用芍药与甘草，散逆止痛能和营。

【组成】黄芩9克　芍药　甘草各6克　大枣3枚

【用法】水煎温服，日二服，夜一服。

【功用】清肠止痢。

【主治】泄泻或痢疾。症见下痢脓血，身热不恶寒，心下痞，腹痛，口苦，舌红苔腻，脉弦数。

逍遥散

（《太平惠民和剂局方》）

散郁调经

【原文】

xiāo yáo sǎn yòngdāng guī sháo　chái líng zhú cǎo jiā jiāng bò
逍遥散用当归芍，柴苓术草加姜薄；

sàn yù chú zhēnggōng zuì qí　tiáo jīng bā wèi dān zhī zhuó
散郁除蒸功最奇，调经八味丹栀着。

【组成】当归　茯苓　芍药　白术　柴胡各10克　炙甘草5克

【用法】加烧生姜（切破）9克，薄荷少许，水煎服。亦有丸剂，每日2次，每次6~9克。

【功用】疏肝解郁，养血健脾。

【主治】肝郁脾虚证。症见两胁作痛，头痛目眩，口燥咽干，神疲食少，或往来寒热，或月经不调，乳房胀痛，脉弦而虚。

藿香正气散

（《太平惠民和剂局方》）

辟一切不正之气

【原文】

huòxiāngzhèng qì dà fù sū　gān jié chén líng zhú pò jù
藿香正气大腹苏，甘桔陈苓术朴俱，

xià qū bái zhǐ jiā jiāng zǎo　gǎn shāng lán zhàng bìng néng qū
夏曲白芷加姜枣，感伤岚瘴①并能驱。

【注释】

① 岚瘴：山林间湿热蒸郁的有害气体。

【组成】大腹皮　白芷　紫苏　茯苓各9克　半夏曲　白术　陈皮　厚朴　苦桔梗各6克　藿香6克　炙甘草25克

【用法】上为细末，每服 6 克，加姜 3 片，枣 1 枚，水煎服。

【功用】解表化湿，理气和中。

【主治】

（1）外感风寒，内伤湿滞证。症见发热恶寒，头痛，胸脘痞满闷胀，恶心呕吐，肠鸣泄泻，舌苔白腻。

（2）霍乱以及感受不正之气。

痛泻要方

（《景岳全书》）

痛泻

【原文】

<ruby>痛<rt>tòng</rt></ruby> <ruby>泻<rt>xiè</rt></ruby> <ruby>要<rt>yào</rt></ruby> <ruby>方<rt>fāng</rt></ruby> <ruby>陈<rt>chén</rt></ruby> <ruby>皮<rt>pí</rt></ruby> <ruby>芍<rt>sháo</rt></ruby>，<ruby>防<rt>fáng</rt></ruby> <ruby>风<rt>fēng</rt></ruby> <ruby>白<rt>bái</rt></ruby> <ruby>术<rt>zhú</rt></ruby> <ruby>煎<rt>jiān</rt></ruby> <ruby>丸<rt>wán</rt></ruby> <ruby>酌<rt>zhuó</rt></ruby>；

<ruby>补<rt>bǔ</rt></ruby> <ruby>土<rt>tǔ</rt></ruby> <ruby>泻<rt>xiè</rt></ruby> <ruby>木<rt>mù</rt></ruby> <ruby>理<rt>lǐ</rt></ruby> <ruby>肝<rt>gān</rt></ruby> <ruby>脾<rt>pí</rt></ruby>，<ruby>若<rt>ruò</rt></ruby> <ruby>作<rt>zuò</rt></ruby> <ruby>食<rt>shí</rt></ruby> <ruby>伤<rt>shāng</rt></ruby> <ruby>医<rt>yī</rt></ruby> <ruby>便<rt>biàn</rt></ruby> <ruby>错<rt>cuò</rt></ruby>。

【组成】白术 9 克　白芍 6 克　陈皮 5 克　防风 6 克

【用法】水煎服。

【功用】补脾泻肝。

【主治】肝郁乘脾证。症见肠鸣腹痛，大便泄泻，泻必腹痛，舌苔薄白，两关脉弦而缓。

蒿芩清胆汤

（《重订通俗伤寒论》）

清胆利湿，化痰和胃

【原文】

<ruby>俞<rt>yú</rt></ruby> <ruby>氏<rt>shì</rt></ruby> <ruby>蒿<rt>hāo</rt></ruby> <ruby>芩<rt>qín</rt></ruby> <ruby>清<rt>qīng</rt></ruby> <ruby>胆<rt>dǎn</rt></ruby> <ruby>汤<rt>tāng</rt></ruby>，<ruby>陈<rt>chén</rt></ruby> <ruby>皮<rt>pí</rt></ruby> <ruby>半<rt>bàn</rt></ruby> <ruby>夏<rt>xià</rt></ruby> <ruby>竹<rt>zhú</rt></ruby> <ruby>茹<rt>rú</rt></ruby> <ruby>襄<rt>xiāng</rt></ruby>；

赤芩枳壳兼碧玉，湿热轻宣此法良。

【组成】 青蒿6克　黄芩9克　半夏　枳壳　陈皮各5克　竹茹　赤茯苓　碧玉散各9克

【用法】 水煎服。

【功用】 清胆利湿，和胃化痰。

【主治】 少阳热盛，胆热犯胃证。症见寒热如疟，寒轻热重，口苦胸闷，吐酸苦水，或呕黄涎而黏，甚则干呕呃逆，胸胁胀痛，舌红苔白，间现杂色，脉数而右滑左弦者。

第六节　表里之剂

大柴胡汤

（《金匮要略》）

发表攻里

【原文】

大柴胡汤用大黄，枳实芩夏白芍将，

煎加姜枣表兼里，妙法内攻并外攘，

柴胡芒硝义亦尔，仍有桂枝大黄汤。

【组成】 柴胡15克　黄芩　芍药各9克　枳实10克　大黄6克　生姜5克　大枣5枚

【用法】 水煎服。

【功用】 和解少阳，内泻热结。

【主治】 少阳阳明腑实证。症见往来寒热，胸胁苦满，呕不止，郁郁微烦，心下满痛或心下痞硬，大便不解或夹热下利，舌苔黄，脉弦有力。

防风通圣散

（《宣明论方》）

表里实热

【原文】

fáng fēng tōng shèng dà huáng xiāo　jīng jiè má huáng zhī sháo qiào

防 风 通 圣 大 黄 硝，荆 芥 麻 黄 栀 芍 翘，

gān jié xiōng guī gāo huá shí　bò he qín zhú lì piān ráo

甘 桔 芎 归 膏 滑 石，薄 荷 芩 术 力 偏 饶，

biǎo lǐ jiāo gōng yáng rè shèng　wài kē yáng dú zǒng néng xiāo

表 里 交 攻 阳 热 盛，外 科 疡 毒 总 能 消。

【组成】防风　荆芥　连翘　麻黄　薄荷　川芎　当归　白芍　黑山栀　大黄　芒硝　白术各15克　石膏　黄芩　桔梗各30克　甘草60克

【用法】为末，每服6克，加生姜3片，水煎服。

【功用】疏风解表，泻热通便。

【主治】

（1）风热壅盛，表里俱实证。症见憎寒壮热，头目昏眩，目赤睛痛，口苦口干，咽喉不利，胸膈痞闷，咳呕喘满，涕唾稠黏，大便秘结，小便赤涩。

（2）疮疡肿毒，肠风痔漏，丹斑瘾疹等。

葛根黄芩黄连汤

（《伤寒论》）

太阳阳明解表清里

【原文】

gě gēn huáng qín huáng lián tāng　gān cǎo sì bān zhì èr yáng

葛 根 黄 芩 黄 连 汤，甘 草 四 般 治 二 阳，

jiě biǎo qīng lǐ jiān hé wèi　chuǎn hàn zì lì bǎo píng kāng

解 表 清 里 兼 和 胃，喘 汗 自 利 保 平 康。

【组成】葛根 15 克　炙甘草 10 克　黄芩 9 克　黄连 9 克

【用法】水煎，先煮葛根，温服。

【功用】解表清热。

【主治】表证未解，热邪入里证。症见身热，下利臭秽，肛门灼热，胸脘烦热，口干作渴，喘而汗出，苔黄，脉数。

参苏饮

(《易简方》)

内伤外感

【原文】

shēn sū yǐn nèi yòng chén pí
参苏饮内用陈皮，

zhǐ qiào qián hú bàn xià yí
枳壳前胡半夏宜，

gān gě mù xiāng gān jié fú
干葛木香甘桔茯，

nèi shāng wài gǎn cǐ fāng tuī
内伤外感此方推；

shēn qián ruò qù xiōng chái rù
参前若去芎柴入，

yǐn hào xiōng sū zhì bù chà
饮号芎苏治不差；

xiāng sū yǐn jǐn chén pí cǎo
香苏饮仅陈皮草，

gǎn shāng nèi wài yì kān shī
感伤内外亦堪施。

【组成】人参　苏叶　葛根　前胡　半夏　茯苓各 25 克　陈皮　甘草　桔梗　枳壳　木香各 15 克

【用法】为末，每服 12 克，加姜 7 片，枣 1 个，水煎服。

【功用】益气解表，理气化痰。

【主治】体虚，内有痰饮证。症见恶寒发热，无汗，头痛，鼻塞，咳嗽痰白，胸膈满闷，倦怠无力，气短懒言，舌苔白，脉弱。

第七节　清补之剂

平胃散

（《太平惠民和剂局方》）

除湿散满

【原文】

píng wèi sǎn shì cāng zhú pò　chén pí gān cǎo sì bān yào
平胃散是苍术朴，陈皮甘草四般药；

chú shī sàn mǎn qū zhàng lán　tiáo wèi zhū fāng cóng cǐ kuò
除湿散满驱瘴岚①，调胃诸方从此扩②；

huò hé èr chén huò wǔ líng　xiāo huáng mài qū jūn kān zhuó
或合二陈或五苓，硝黄麦曲均堪③着；

ruò hé xiǎo chái míng chái píng　jiān jiā jiāng zǎo néng chú nüè
若合小柴名柴平，煎加姜枣能除疟；

yòu bù huàn jīn zhèng qì sǎn　jǐ shì cǐ fāng jiā xià huò
又不换金正气散，即是此方加夏藿。

【注释】

① 瘴岚：山林间湿热蒸郁的有害气体。

② 此扩：此，指平胃散。扩，即扩充、扩展。

③ 堪：可以。

【组成】苍术 50 克　姜制厚朴　陈皮各 32 克　炙甘草 30 克

【用法】上 4 药共研细末，每次服用 6 克，加生姜 2 片、大枣 2 枚同煎，去姜、枣，饭前服。或生姜、大枣煎汤送下；或 6 味药作汤剂水煎服。

【功用】燥湿运脾，行气和胃。

【主治】湿滞脾胃证。症见脘腹胀满，不思饮食，口淡无味，呕吐泄泻，嗳气吞酸，肢体沉重，怠懒嗜卧，舌苔白腻而厚，脉缓等。常服可调气暖胃，化宿食，消痰饮，辟风寒冷湿四时非节之气。

保和丸

《丹溪心法》

饮食轻伤

【原文】

bǎo hé shén qū yǔ shān zhā　líng xià chénqiào fú zǐ jiā
保和神曲与山楂，苓夏陈翘菔子加，

qū hú wéi wán mài tāng xià　yì kě fāngzhōngyòng mài yá
曲糊为丸麦汤下，亦可方中用麦芽；

dà ān wán nèi jiā bái zhú　xiāozhōng jiān bǔ xiào kān kuā
大安丸内加白术，消中兼补效堪夸。

【组成】山楂18克　神曲6克　半夏　茯苓各9克　陈皮　连翘　炒莱菔子各3克

【用法】上7味研成细末，用神曲煮糊和丸如小豆大，每次服6~9克，用炒麦芽煎汤送下。也可将麦芽3克，和在丸药内。或作汤剂，水煎服。

【功用】消食和胃。

【主治】一切食积。症见脘腹痞满胀痛，嗳腐吞酸，恶食呕吐，或大便泄泻，舌苔厚腻，脉滑等。

健脾丸

《医方集解》

补脾消食

【原文】

jiàn pí shēn zhú yǔ chén pí　zhǐ shí shān zhā mài niè　suí
健脾参术与陈皮，枳实山楂麦蘖①随，

qū hú zuò wán mǐ yǐn　xià　xiao bǔ jiān xíng wèi ruò yí
曲糊作丸米饮②下，消补兼行胃弱宜；

zhǐ zhú wán yì xiāo jiān bǔ　hé yè shāo fàn shàngshēng qí
枳术丸亦消兼补，荷叶烧饭上升奇。

【注释】

① 麦蘖：麦芽。

② 米饮：米汤。

【组成】人参　土炒白术　陈皮　炒麦芽各6克　山楂4克　炒枳实9克

【用法】上6味共研细末，用神曲煮糊做成丸药，如小豆大，每次服9克，用米汤或温开水送下。

【功用】健脾消食。

【主治】脾胃虚弱，饮食内停证。症见食少难消，脘腹痞闷，体倦少气。

参苓白术散

（《太平惠民和剂局方》）

补脾

【原文】

shēn líng bái zhú biǎn dòu chén　　shān yào gān lián shā　yì rén
参苓白术扁豆陈，山药甘莲砂薏仁，

jié gěng shàng fú　jiān bǎo fèi　　zǎo tāng tiáo fú　yì　pí shén
桔梗上浮兼保肺，枣汤调服益脾神。

【组成】人参　茯苓　白术　陈皮　山药　炙甘草各200克　白扁豆150克　莲子肉　砂仁　薏苡仁　桔梗各100克

【用法】上11味药共研细末，每次服6克，用大枣煎汤送下。本方做成丸药（水丸）即"参苓白术丸"，每次服6~9克，每日2次，用枣汤或温开水送下。或作汤剂水煎服，用量按原方比例酌情增减。

【功用】益气健脾，渗湿止泻，兼补肺气。

【主治】脾胃虚弱夹湿证。症见饮食减少，四肢乏力，便溏，或泻，或吐，形体消瘦，胸脘闷胀，舌苔白腻，脉细缓或虚缓等。

枳实消痞丸

(《兰室秘藏》)

补脾消痞

【原文】

zhǐ shí xiāo pǐ　　sì jūn quán　　mài yá xià qū pò jiāng lián
枳实消痞 ① 四君全，麦芽夏曲朴姜连，

zhēng bǐng hú wán xiāo jǐ mǎn　　qīng rè pò jié bǔ xū quán
蒸　饼糊丸消积满，清热破结补虚痊 ②

【注释】

①痞：是胸腹间气机阻塞不舒的一种自觉症状。本方所消之痞，乃是心下痞满（即胃脘部堵闷不舒）。

②痊：痊愈。

【组成】枳实　黄连各15克　半夏曲　人参各9克　白术　茯苓　炙甘草　麦芽各6克　干姜3克　厚朴12克

【用法】上10味共研细末，用汤浸蒸饼成糊，与药末和匀，做成如小豆大的丸药，每次服6~9克，温开水送下，日2次。亦可做汤剂，水煎服。

【功用】消痞除满，健脾和胃。

【主治】脾虚气滞，寒热互结证。症见心下痞满，不欲饮食，倦怠乏力，或胸腹痞胀，食少不化，大便不调等。

葛花解酲汤

(《兰室秘藏》)

酒积

【原文】

gě huā jiě chéng　　xiāng shā rén　　èr líng shēn zhú kòu qīng chén
葛花解酲 ① 香砂仁，二苓参术蔻青陈，

shén qū gàn jiāng jiān zé xiè wēn zhōng lì shī jiǔ shāng zhēn
神曲干姜兼泽泻，温中利湿酒伤珍。

【注释】

① 酲：即喝醉了神志不清。解酲，能解除酒醉。

【组成】 葛花 砂仁 白豆蔻仁各15克 木香 白茯苓 猪苓 人参 陈皮各5克 青皮9克 白术 神曲 干姜 泽泻各6克

【用法】 上13味共研极细末和匀，每次用白开水调服9克。

【功用】 分消酒湿，温中健脾。

【主治】 饮酒过度，湿伤脾胃证。症见眩晕呕吐，胸膈痞闷，饮食减少，身体疲倦，小便不利，或泄泻。

第八节　理气之剂

补中益气汤

（《脾胃论》）

补气升阳

【原文】

bǔ zhōng yì qì qí zhú chén shēng chái shēn cǎo dāng guī shēn
补中益气芪术陈，升柴参草当归身，

xū láo nèi shāng gōng dú shàn yì zhì yáng xū wài gǎn yīn
虚劳内伤①功独擅，亦治阳虚外感因；

mù xiāng cāng zhú yì guī zhú tiáo zhōng yì qì chàng pí shén
木香苍术易归术，调中益气畅脾神。

【注释】

① 内伤：指伤于饮食劳役、七情六欲。

【组成】 黄芪6~15克 炙甘草各5克 人参 白术各3克 橘皮 升麻 柴胡各6~9克 当归身6克

【用法】上 8 味药切碎，水煎 1 次，去渣，空腹稍热服。亦可照本方做成蜜丸或水丸，即"补中益气丸"，每次服 6~9 克，每日 2 次，温开水送下。

【功用】补中益气，升阳举陷。

【主治】

（1）脾胃气虚证。症见饮食减少，体倦肢软，少气懒言，面色㿠白，大便稀溏，脉大而虚软。

（2）气虚发热证。症见身热，自汗，渴喜温饮，气短乏力，舌淡，脉虚大无力等。尚可见头痛恶寒，动即气喘。

（3）气虚下陷证。症见脱肛、子宫脱垂，久泻久痢，便血崩漏等。

越鞠丸

（《丹溪心法》）

六郁①

【原文】

越鞠② 丸治六般郁，气血痰火湿食因，
芎 苍 香附兼栀曲，气畅郁舒痛闷伸；
又六郁汤苍芎附，甘苓橘半栀砂仁。

【注释】

① 六郁：指气郁、血郁、火郁、湿郁、痰郁、食郁。

② 越鞠：鞠，同"郁"。越鞠，即发越郁结之气。

【组成】川芎　苍术　香附　栀子　神曲各等份

【用法】上 5 味药共研细末，用水做成丸药如绿豆大，每次服 9 克，温开水送下。亦可按原方用量比例酌情增减药量作汤剂，水煎服。

【功用】行气解郁。

【主治】六郁。症见胸膈痞闷，脘腹胀痛，嗳腐吞酸，恶心呕吐，饮食不消等。

苏子降气汤

(《太平惠民和剂局方》)

降气行痰

【原文】

sū zǐ jiàng qì jú bàn guī　qián hú guì pò cǎo jiāng yī
苏子降气橘半归，前胡桂朴草姜依，

xià xū shàngshèng^① tán sòu chuǎn　yì yǒu jiā shēn guì hé jī^②
下虚上盛^①痰嗽喘，亦有加参贵合机^②

【注释】

① 下虚上盛：又称下虚上实。下虚，是指肾阳虚乏；上盛，是指痰涎上壅于肺。

② 合机：即符合病机。

【组成】紫苏子　制半夏各25克　川当归　橘红各15克　前胡　厚朴各10克　肉桂15克　炙甘草20克

【用法】上8味药共研成细末，每次用6~9克，加生姜3片同煎温服。照本方制成的水丸，即"苏子降气丸"，每次服3~9克，日2次，温开水送下。

【功用】降气平喘，祛痰止咳。

【主治】上实下虚证。症见痰涎壅盛，喘咳短气，胸膈满闷，或腰疼脚软，肢体倦怠，或肢体浮肿，舌苔白滑或白腻等。

四七汤^①

(《三因极一病证方论》)

开郁化痰

【原文】

sì qī tāng lǐ qī qíng qì^② bàn xià hòu pò fú líng sū
四七汤理七情气^②，半夏厚朴茯苓苏，

jiāng zǎo jiān zhī shū yù jié   tán xián ǒu tòng jìn néng shū
姜枣煎之舒郁结，痰涎呕痛尽能纾^③；

yòu yǒu jú fāngmíng sì qī   shēn guì xià cǎo miàogèng shū
又有局方名四七，参桂夏草妙更殊。

【注释】

① 四七汤：方由四味药组成，用以治疗七情病，所以称四七汤。

② 七情气：即由喜、怒、忧、思、悲、恐、惊七情影响而致的气郁。

③ 纾：即缓和，解除。

【组成】 制半夏 15 克　姜制厚朴 9 克　茯苓 12 克　紫苏叶 6 克

【用法】 上 4 药切碎，加生姜 3 片，大枣 2 枚，水煎服。

【功用】 行气解郁，降逆化痰。

【主治】 七情气郁，痰涎结聚证。症见咽中如有物阻，咳吐不出，吞咽不下，胸满喘急，或咳或呕，或攻冲作痛。

四磨汤^①

（《济生方》）

七情气逆

【原文】

sì mó yì zhì qī qíng qīn   rén shēn wū yào jǐ bīngchén
四磨亦治七情侵，人参乌药及槟沉，

nóng mó jiān fú tiáo nì qì   shí zhě zhǐ qiào yì rén shēn
浓磨煎服调逆气，实者^②枳壳易人参；

qù shēn jiā rù mù xiāng zhǐ   wǔ mó yǐn zǐ bái jiǔ zhēn
去参加入木香枳，五磨饮子白酒斟。

【注释】

① 四磨汤：四磨，方中四味药非久煎不能出性。但煎煮过久，又会使芳香的气味散失而疗效减弱，因此采取四味药先磨浓汁再和水煎沸的方法，故名四磨汤。

② 实者：指身体壮实者。

【组成】 人参　乌药　槟榔　沉香各等份

【用法】四药磨浓汁后和水煎三四沸，温服。

【功用】行气疏肝，降逆宽胸，兼益气。

【主治】七情所伤，肝气郁结，气逆不降证。症见胸膈烦闷，上气喘急，心下痞满，不思饮食等。

代赭旋覆汤

(《伤寒论》)

痞硬^① 噫气^②

【原文】

<ruby>代赭旋覆用人参<rt>dài zhě xuán fù yòng rén shēn</rt></ruby>，<ruby>半夏甘姜大枣临<rt>bàn xià gān jiāng dà zǎo lín</rt></ruby>，

<ruby>重以镇逆咸软痞<rt>zhòng yǐ zhèn nì xián ruǎn pǐ</rt></ruby>，<ruby>痞硬噫气力能禁<rt>pǐ yìng ài qì lì néng jìn</rt></ruby>。

【注释】

① 痞硬：此指胃脘部胀闷难受，如有物堵住。

② 噫气：又称"嗳气"。即饱食之息，其症状为胃中似有气上冒，微有声响。

【组成】旋覆花9克　代赭石3克　人参6克　半夏5克　炙甘草9克　生姜5克　大枣3枚

【用法】水煎服。

【功用】降气化痰，益气和胃。

【主治】胃气虚弱，痰浊内阻证。症见心下痞硬，噫气不除，舌苔白滑，脉弦而虚等。

正气天香散^①

（《绀珠经》）

顺气调经

【原文】

gàn zhū　　zhèng qì tiān xiāng sǎn　　xiāng fù gān jiāng sū yè chén

绀珠^②正气天香散，香附干姜苏叶陈，

wū yào shū yù jiān chú tòng　　qì xíng xuè huó jīng zì yún

乌药舒郁兼除痛，气行血活经自匀。

【注释】

① 正气天香散：天，指天台山产的乌药。香，指香附。因本方的主药为乌药与香附，故方名"正气天香散"。

② 绀珠：即罗知悌所著《绀珠经》。

【组成】 香附80克　乌药20克　紫苏叶　干姜　陈皮各10克

【用法】 上药研成细末，每次取10~15克，水调服。

【功用】 行气解郁，调经止痛。

【主治】 女子肝郁气滞证。症见胁肋刺痛，月经不调，乳房胀痛等。

橘皮竹茹汤

（《济生方》）

胃虚呃逆^①

【原文】

jú pí zhú rú zhì ǒu è　　shēn gān bàn xià pí pá mài

橘皮竹茹治呕呃，参甘半夏枇杷麦，

chì fú zài jiā jiāng zǎo jiān　　fāng yóu jǐn guì cǐ fāng pì

赤茯再加姜枣煎，方由金匮此方辟。

【注释】

① 呃逆：因胃气上逆而发出的呃声。是气逆上冲，喉间呃呃作声，连续不断的症状。

【组成】橘皮　竹茹　半夏　枇杷叶　麦冬　赤茯苓各10克　人参　甘草各5克

【用法】上8味药共研粗末，每次用12克，加生姜5片、大枣3枚同煎，去滓温服，不拘时候。

【功用】降逆止呃，清热和胃。

【主治】胃虚有热之呃逆。症见口渴，干呕呃逆等。

定喘汤

（《摄生众妙方》）

哮喘①

【原文】

dìng chuǎn bái guǒ yǔ má huáng　kuǎn dōng bàn xià bái pí sāng
定 喘 白 果 与 麻 黄，款 冬 半 夏 白 皮 桑，

sū xìng huáng qín jiān gān cǎo　fèi hán gé rè　chuǎn xiào cháng
苏 杏 黄 芩 兼 甘 草，肺 寒 膈 热② 喘 哮 尝。

【注释】

① 哮喘：指呼吸急促，升多降少，喉间有痰鸣声。

② 肺寒膈热：指素体多痰（膈间有痰），又外感风寒，肺气壅闭，不得宣降（即肺寒），痰不得出，郁结生热（即膈热）。

【组成】白果25克　麻黄　款冬花　半夏　桑白皮各9克　苏子6克　杏仁　黄芩各5克　甘草3克

【用法】水煎服。

【功用】宣肺降气，祛痰平喘。

【主治】风寒外束，痰热内蕴证。症见哮喘咳嗽，痰多气急，痰稠色黄，或有恶寒发热，舌苔黄腻，脉滑数。

苏合香丸

（《太平惠民和剂局方》）

脏腑中恶 [①]，小儿客忤 [②]

【原文】

sū hé xiāng wán shè xī xiāng　　mù dīng xūn lù　　qì tóng fāng
苏 合 香 丸 麝 息 香，木 丁 熏 陆 [③] 气 同 芳；

xī bīng bái zhú chén xiāng fù　　yī yòng zhū shā zhōng è cháng
犀 冰 白 术 沉 香 附，衣 用 朱 砂 中 恶 尝。

【注释】

① 中恶：指因触冒不正之气或卒见怪异而大惊恐，忽然出现手足厥冷，面色发青，精神恍惚，头目昏晕，或错言妄语，甚则口噤、昏厥等症。

② 客忤：忤，音午。客忤，指小儿突然受外界异物、巨响，或见到陌生人的惊吓后气乱而致的昏厥。

③ 熏陆：指熏陆香（即乳香）。

【组成】 苏合香油入安息香膏内　冰片各10克　麝香研　安息香用无灰酒（即好黄酒）一斤熬膏　青木香　丁香　乌犀屑　白术　沉香　香附　白檀香各20克　朱砂研，水飞，20克　熏陆香别研，10克　原书还有荜茇、诃子各20克

【用法】 上药研为细末，再和研匀（朱砂另研），将安息香膏和蜜，与药末和匀，制成丸药如小豆大，用朱砂为衣，每次服4丸，温开水化服送下，老人、小儿可服1丸，温酒化服也行（现均加适量炼蜜制成大蜜丸，每次1丸，温开水化服。小儿减半）。

【功用】 芳香开窍，行气温中。

【主治】 中恶客忤，中寒气闭证。症见突然昏倒，不省人事，牙关紧闭，苔白脉迟，或心腹绞痛，甚则昏厥，或痰壅气阻，突然昏倒等。

瓜蒌薤白汤^①

（《金匮要略》）

胸痹

【原文】

<ruby>瓜<rt>guā</rt></ruby><ruby>蒌<rt>lóu</rt></ruby><ruby>薤<rt>xiè</rt></ruby><ruby>白<rt>bái</rt></ruby><ruby>治<rt>zhì</rt></ruby><ruby>胸<rt>xiōng</rt></ruby><ruby>痹<rt>bì</rt></ruby>瓜蒌薤白治胸痹^②，<ruby>益<rt>yì</rt></ruby><ruby>以<rt>yǐ</rt></ruby><ruby>白<rt>bái</rt></ruby><ruby>酒<rt>jiǔ</rt></ruby><ruby>温<rt>wēn</rt></ruby><ruby>肺<rt>fèi</rt></ruby><ruby>气<rt>qì</rt></ruby>益以白酒温肺气；

<ruby>加<rt>jiā</rt></ruby><ruby>夏<rt>xià</rt></ruby><ruby>加<rt>jiā</rt></ruby><ruby>朴<rt>pò</rt></ruby><ruby>枳<rt>zhǐ</rt></ruby><ruby>桂<rt>guì</rt></ruby><ruby>枝<rt>zhī</rt></ruby>加夏加朴枳桂枝，<ruby>治<rt>zhì</rt></ruby><ruby>法<rt>fǎ</rt></ruby><ruby>稍<rt>shāo</rt></ruby><ruby>殊<rt>shū</rt></ruby><ruby>名<rt>míng</rt></ruby><ruby>亦<rt>yì</rt></ruby><ruby>异<rt>yì</rt></ruby>治法稍殊名亦异。

【注释】

① 瓜蒌薤白汤：原书中名为瓜蒌薤白白酒汤。

② 胸痹：指因胸阳不振，胸中痰阻气滞所致胸中闷痛，甚则胸痛彻背，短气，喘息咳唾等。

【组成】瓜蒌实 15 克　薤白 10 克　白酒 100 毫升

【用法】上 3 味药同煮，分 2 次服。

【功用】通阳散结，行气祛痰。

【主治】胸痹。症见胸部满痛，甚至胸痛彻背，喘息咳唾，短气，舌苔白腻，脉沉弦或紧。

丹参饮

（《时方歌括》）

心胃诸痛妇人更效

【原文】

<ruby>丹<rt>dān</rt></ruby><ruby>参<rt>shēn</rt></ruby><ruby>饮<rt>yǐn</rt></ruby><ruby>里<rt>lǐ</rt></ruby><ruby>用<rt>yòng</rt></ruby><ruby>檀<rt>tán</rt></ruby><ruby>砂<rt>shā</rt></ruby>丹参饮里用檀砂，<ruby>心<rt>xīn</rt></ruby><ruby>胃<rt>wèi</rt></ruby><ruby>诸<rt>zhū</rt></ruby><ruby>痛<rt>tòng</rt></ruby><ruby>效<rt>xiào</rt></ruby><ruby>验<rt>yàn</rt></ruby><ruby>赊<rt>shē</rt></ruby>心胃诸痛效验赊^①；

<ruby>百<rt>bǎi</rt></ruby><ruby>合<rt>hé</rt></ruby><ruby>汤<rt>tāng</rt></ruby><ruby>中<rt>zhōng</rt></ruby><ruby>乌<rt>wū</rt></ruby><ruby>药<rt>yào</rt></ruby><ruby>佐<rt>zuǒ</rt></ruby>百合汤中乌药佐，<ruby>专<rt>zhuān</rt></ruby><ruby>除<rt>chú</rt></ruby><ruby>郁<rt>yù</rt></ruby><ruby>气<rt>qì</rt></ruby><ruby>不<rt>bù</rt></ruby><ruby>须<rt>xū</rt></ruby><ruby>夸<rt>kuā</rt></ruby>专除郁气不须夸；

<ruby>圣<rt>shèng</rt></ruby><ruby>惠<rt>huì</rt></ruby>圣惠^②<ruby>更<rt>gèng</rt></ruby><ruby>有<rt>yǒu</rt></ruby><ruby>金<rt>jīn</rt></ruby><ruby>铃<rt>líng</rt></ruby><ruby>子<rt>zǐ</rt></ruby>更有金铃子，<ruby>酒<rt>jiǔ</rt></ruby><ruby>下<rt>xià</rt></ruby><ruby>延<rt>yán</rt></ruby><ruby>胡<rt>hú</rt></ruby><ruby>均<rt>jūn</rt></ruby><ruby>可<rt>kě</rt></ruby><ruby>嘉<rt>jiā</rt></ruby>酒下延胡均可嘉^③。

【注释】

① 赊：即长远。这里指疗效可靠持久。

② 圣惠：即《太平圣惠方》。

③ 嘉：即赞美、嘉奖。此处指疗效显著。

【组成】丹参 30 克　檀香　砂仁各 5 克

【用法】水煎服。

【功用】活血祛瘀，行气止痛。

【主治】气血瘀滞互结所致的心胃诸痛。

第九节　理血之剂

四物汤

（《太平惠民和剂局方》）

养血通剂

【原文】

sì wù dì sháo yǔ guī xiōng　　xuè jiā bǎi bìng cǐ fāng tōng
四物地芍与归芎，血家百病此方通；

bā zhēn hé rù sì jūn zǐ　　qì xuè shuāng liáo gōng dú chóng
八珍合入四君子，气血双疗功独崇；

zài jiā huáng qí yǔ ròu guì　　shí quán dà bǔ bǔ fāng xióng
再加黄芪与肉桂，十全大补补方雄；

shí quán chú què　qí dì cǎo　　jiā sù　jiān zhī míng wèi fēng
十全除却① 芪地草，加粟② 煎之名胃风。

【注释】

① 却：即祛除。

② 粟：指粟米（即小米）。

【组成】熟地黄　当归　白芍　川芎各等份

【用法】上4味药，研为粗末，每服9克，水煎去渣，空腹热服。

【功用】补血调血。

【主治】营血虚滞证。症见心悸失眠，头晕目眩，唇爪无华，妇女月经不调，量少或经闭不行，脐腹作痛，舌质淡，脉细弦或细涩。

归脾汤

(《济生方》)

引血归脾

【原文】

guī pí tāng yòng zhú shēn qí　　guī cǎo fú shén yuǎn zhì suí
归脾汤用术参芪，归草茯神远志随，

suān zǎo mù xiāng lóng yǎn ròu　　jiān jiā jiāng zǎo yì xīn pí
酸枣木香龙眼肉，煎加姜枣益心脾，

zhēng chōng　jiàn wàng jù kě què　　cháng fēng　bēng lòu　zǒng néng yī
怔忡① 健忘俱可却，肠风② 崩漏③ 总能医。

【注释】

① 怔忡：即患者感到心跳剧烈。

② 肠风：此指脾虚不能统摄而致便血。

③ 崩漏：是妇女月经病中的一种出血证。崩是出血量多而来势急剧；漏是出血量少，但持续不断，其病势较缓。

【组成】白术10克　人参5克　黄芪10克　当归5克　炙甘草2克　茯神10克　远志5克　酸枣仁10克　木香5克　龙眼肉10克

【用法】上10味药切碎，研成粗末，每次用12克，加生姜5片、大枣1枚水煎，去滓温服。本方制成蜜丸，即"人参归脾丸"。每次服9克，每日2次，温开水送下。

养心汤

（《仁斋直指方论》）

补血宁心

【原文】

yǎng xīn tāng yòng cǎo qí shēn èr fú xiōng guī bǎi zǐ
养心汤用草芪参，二茯芎归柏子；

xià qū yuǎn zhì jiān guì wèi zài jiā suān zǎo zǒng níng xīn
夏曲远志兼桂味，再加酸枣总宁心。

【组成】炙甘草12克　炙黄芪　白茯苓　茯神　川芎　当归　半夏曲各15克　人参　柏子仁　远志　肉桂　五味子　酸枣仁各3克

【用法】上13味药共为粗末，每服9克，加生姜3片、大枣2枚水煎服。

【功用】补血养心。

【主治】心虚血少证。症见心神不宁，怔忡惊惕等。

当归四逆汤

（《伤寒论》）

益血复脉

【原文】

dāng guī sì nì① guì zhī sháo xì xīn gān cǎo mù tōng zhuó
当归四逆①桂枝芍，细辛甘草木通着；

zài jiā dà zǎo zhì yīn jué② mài xì yáng xū yóu xuè ruò
再加大枣治阴厥②，脉细阳虚由血弱；

nèi yǒu jiǔ hán jiā jiāng zhū fā biǎo wēn zhōng tōng jīng mài
内有久寒加姜茱，发表温中通经脉；

bù yòng fù zǐ jí gān jiāng zhù yáng guò jì yīn fǎn zhuó
不用附子及干姜，助阳过剂阴反灼。

【注释】

① 四逆：此指手足厥冷，只是手从指至腕，足从趾至踝不温。

② 阴厥：即寒厥。此是因阳虚血弱，又受寒邪，寒凝经脉，四末失其温养，而致手足厥冷。

【组成】当归9克　桂枝9克　芍药9克　细辛9克　炙甘草6克　木通6克　大枣3枚

【用法】上7味药水煎，分3次温服。

【功用】温经散寒，养血复脉。

【主治】阳虚血弱，寒凝经脉证。症见手足厥冷，舌淡苔白脉细欲绝或沉细。亦可治寒入经络而致腰、股、腿、足疼痛。

桃仁承气汤

(《伤寒论》)

膀胱蓄血①

【原文】

táo rén chéng qì wǔ bān qí　　gān cǎo xiāo huáng bìng guì zhī
桃仁承气五般奇，甘草硝黄并桂枝，

rè jié páng guāng xiǎo fù zhàng　　rú kuáng xù xuè zuì xiāng yí
热结膀胱小腹胀，如狂蓄血最相宜。

【注释】

①蓄血：病证名。指邪在太阳（表证）没有解除，病邪随经传入膀胱化热，与血相搏结于下焦所致的蓄血证（即瘀热结于下焦）。

【组成】桃仁10克　炙甘草6克　芒硝6克　大黄12克　桂枝6克

【用法】上4药水煎，溶化芒硝，分3次服。

【功用】破血下瘀。

【主治】下焦蓄血证。症见少腹急结（即感拘急胀满），小便自利，大便色黑，谵语烦渴，甚则其人如狂，脉沉实或涩等。

犀角地黄汤

《备急千金要方》

胃热吐血

【原文】

犀角地黄芍药丹，血升胃热火邪干，

斑黄阳毒①皆堪治，或益②柴芩总伐肝。

【注释】

① 斑黄阳毒：即阳毒发斑。阳毒，指热邪较重，热壅于上。斑，指发于肌肤表面的片状斑块，抚之不碍手。此乃因胃热盛，热伤血络，迫血妄行，外溢肌肤，则发斑成片。热毒甚则斑色紫黑。

② 益：即增加。

【组成】犀角 3 克　生地黄 24 克　芍药 9 克　牡丹皮 6 克

【用法】水煎服。

【功用】清热解毒，凉血散瘀。

【主治】

（1）伤寒温病，热入血分证。症见身热谵语，昏狂发斑，斑色紫黑，舌绛起刺，脉细数。

（2）热伤血络，迫血妄行证。症见吐血、衄血、便血、溲血（尿血），舌红绛，脉数等。

（3）蓄血留瘀证。症见善忘如狂，漱水不欲咽，大便色黑易解等。

咳血方

(《丹溪心法》)

咳嗽痰血

【原文】

_{ké xuè fāng zhōng hē zǐ shōu}
咳血方中诃子收^①，_{guā lóu hǎi shí shān zhī tóu}瓜蒌海石山栀投；

_{qīng dài mì wán kǒu qín huà}
青黛蜜丸口噙^②化，_{ké sòu tán xuè fú zhī chōu}咳嗽痰血服之瘳^③

【注释】

① 收：指诃子味酸涩收敛，以敛肺止咳。

② 噙：即含在口中。

③ 瘳：即病愈。

【组成】青黛　诃子　瓜蒌仁　海浮石　炒山栀（原书未著分量）

【用法】上5味药共研细末，用白蜜和生姜汁做成丸，含在口中化服。

【功用】清肝宁肺，化痰止咳。

【主治】肝火犯肺之咳血证。症见咳嗽痰稠带血，咳吐不爽，心烦易怒，胸胁作痛，颊赤便秘，舌红苔黄，脉弦数。

小蓟饮子

(《济生方》)

血淋^①

【原文】

_{xiǎo jì yǐn zǐ ǒu pú huáng}
小蓟饮子藕蒲黄，_{mù tōng huá shí shēng dì xiāng}木通滑石生地襄，

_{guī cǎo zhī zǐ dàn zhú yè}
归草栀子淡竹叶，_{xuè lìn rè jié fú zhī liáng}血淋热结服之良。

【注释】

① 血淋：小便淋涩不畅，尿痛而有血。又有血虚、血冷、血热、血瘀之分。血淋是瘀热结于下焦所致。

【组成】小蓟　藕节　蒲黄　木通　滑石　当归　炙甘草　栀子炒黑　淡竹叶各6克　生地黄30克

【用法】上10味药研成粗末，每次用12克，水煎，去渣温服，饭前空腹服用。

【功用】凉血止血，利尿通淋。

【主治】热结下焦证。症见尿中带血，小便频数，赤涩热痛，舌红脉数。

四生丸

（《妇人大全良方》）

血热妄行

【原文】

sì shēng wán yòng sān bān yè　cè bǎi ài hé shēng dì xié
四生丸用三般叶，侧柏艾荷生地协，

děng fèn shēng dǎo rú ní jiān　xuè rè wàng xíng zhǐ nù qiè
等份生捣如泥煎，血热妄行止衄慊①

【注释】

① 慊：即满意，称心。

【组成】生侧柏叶　生艾叶　生荷叶　生地黄各等份

【用法】上4味药捣烂，做成鸡子黄大的丸药，每次用1丸。亦可作汤剂，水煎服。

【功用】凉血止血。

【主治】血热妄行证。症见吐血、衄血，血色鲜红，口干咽燥，舌红或绛，脉弦数等。

复元活血汤 ①

（《医学发明》）

损伤积血

【原文】

fù yuán huó xuè tāng chái hú　　huā fěn dāng guī shān jiǎ rù
复元活血汤柴胡，花粉当归山甲入，

táo rén hóng huā dà huáng cǎo　　sǔn shāng yū xuè jiǔ jiān qù
桃仁红花大黄草，损伤瘀血酒煎祛。

【注释】

①复元活血汤：本方有活血祛瘀之功，能祛除积在胁下的瘀血，使瘀血去，新血生，气调畅，血脉通，则胁痛可自平。故名复元活血汤。

【组成】柴胡15克　天花粉9克　当归9克　穿山甲6克　桃仁去皮尖，10克　红花6克　大黄酒浸，30克　甘草6克

【用法】除桃仁外，剉如麻豆大，每服一两，水一盏半，酒半盏，同煎至七分，去滓，大温服之。

【功用】活血祛瘀，疏肝通络。

【主治】跌打损伤，瘀血留于胁下。症见胁肋疼痛不可忍。

血府逐瘀汤

（《医林改错》）

胸中瘀血

【原文】

xuè fǔ ①　zhú yū guī dì táo　　hóng huā zhǐ qiào xī xiōng ráo
血府 ① 逐瘀归地桃，红花枳壳膝芎饶，

chái hú chì sháo gān jié gěng　　xuè huà xià xíng bù zuò láo
柴胡赤芍甘桔梗，血化下行不作劳。

【注释】

① 血府：王清任认为膈以上胸腔为血府。

【组成】生地黄9克　当归9克　桃仁12克　红花9克　枳壳6克　牛膝9克　川芎5克　柴胡3克　赤芍5克　甘草3克　桔梗4克

【用法】上11味药，水煎服。

【功用】活血祛瘀，行气止痛。

【主治】胸中血瘀证。症见胸痛，头痛日久不愈，痛如针刺而有定处，或呃逆日久不止，或饮水即呛，干呕，或内热瞀闷，或心悸怔忡，或夜不能睡，或夜寐不安，或急躁善怒，或入暮潮热，或舌质暗红，舌边有瘀斑，或舌面有瘀点，唇暗或两目暗黑，脉涩或弦紧等。

补阳还五汤

（《医林改错》）

半身不遂，口眼歪斜

【原文】

　　bǔ yánghuán wǔ chì sháoxiōng　　guī wěi tōng jīng zuǒ dì lóng
　　补阳还五赤芍芎，归尾通经佐地龙，

　　sì liǎnghuáng qí wéi zhǔ yào　　xuè zhōng yū zhì yòng táo hóng
　　四两黄芪为主药，血中瘀滞用桃红。

【组成】赤芍5克　川芎3克　当归尾6克　地龙3克　黄芪120克　桃仁3克　红花3克

【用法】水煎服。

【功用】补气，活血，通络。

【主治】气虚血滞所致的中风后遗症。症见半身不遂，口眼歪斜，口角流涎，小便频数，或遗尿不禁，舌暗淡，苔白，脉缓等。

第十节　祛风之剂

小续命汤①

（《备急千金要方》）

风痓②通剂

【原文】

xiǎo xù mìng tāng guì fù xiōng　má huáng shēn sháo xìng fáng fēng
小续命汤桂附芎，麻黄参芍杏防风，

huáng qí fáng jǐ jiān gān cǎo　liù jīng　fēng zhòng cǐ fāng tōng
黄芪防己兼甘草，六经③风中此方通。

【注释】

①小续命汤：患者正气虚弱，被外风侵袭，突然不省人事、半身不遂、语言困难等，病证危急，服用本方能扶正祛邪，转危为安，故名小续命汤。

②风痓：风，指外受风而致突然昏倒，不省人事，或半身不遂等症，又称"真中风"，即外中风邪。痓，病名。以项背强直、角弓反张、口噤、手足抽搐等为主要见症。痓有虚实之分，实证多因风、寒、痰、湿、火壅滞经络所致。虚证多因过汗，失血，素体虚弱，气虚血少，津液不足，筋失濡养所致。根据病因不同，痓又有刚痓、柔痓、风痓、痰火痓、虚痓等。古人认为伤风有汗为柔痓，伤寒无汗为刚痓。

③六经：即太阳经、阳明经、少阳经、太阴经、少阴经、厥阴经的合称。

【组成】桂枝　川芎　麻黄　人参　芍药　杏仁　黄芪　甘草　防己各9克　附子6克　防风10克　生姜5片

【用法】水煎，分3次温服。

【功用】祛风散寒，扶正除湿。

【主治】风中六经证。症见不省人事，筋脉拘急，半身不遂，口眼歪斜，语言謇涩，或神气溃乱等，及刚柔二痉、风湿痹痛等。

大秦艽汤

（《丹溪心法》）

搜风活血降火

【原文】

dà qín jiāo tāngqiāng dú fáng　xiōng zhǐ xīn qín èr dì huáng
大秦艽汤羌独防，芎芷辛芩二地黄；

shí gāo guī sháo líng gān zhú　fēng xié sǎn jiàn kě tōngcháng
石膏归芍苓甘术，风邪散见可通尝。

【组成】秦艽 石膏各12克 羌活 独活 防风 川芎 白芷 黄芩 生地黄 熟地黄 当归 白芍 茯苓 炙甘草 白术各6克 细辛3克

【用法】每服9克，水煎服。如遇天阴，加生姜7~8片。如心下痞，每服加枳实3克同煎。

【功用】祛风清热，养血活血。

【主治】风邪初中经络证。症见手足不能运动，舌强不能言语，口眼歪斜，风邪散见，不拘一经者。

地黄饮子①

（《黄帝素问宣明论方》）

喑厥② 风痱③

【原文】

dì huáng yǐn zǐ shān zhū hú　mài wèi chāng pú yuǎn zhì fú
地黄饮子山茱斛，麦味菖蒲远志茯，

cōngróng guì fù bā jǐ tiān　shǎo rù bò he jiāng zǎo fú
苁蓉桂附巴戟天，少入薄荷姜枣服，

yīn jué fēng féi néng zhì zhī　huǒ guī shuǐ zhōng shuǐ shēng mù
喑厥风痱能治之，火归水中水生木。

【注释】

① 地黄饮子：本方以熟地黄滋养肾阴为主，所以用地黄饮子作为方名。

② 喑厥：喑，音因。指哑，不能说话（舌强不能言语）。厥，指手足厥冷。

③ 风痱：痱，音肥。指偏瘫症，症见肢体痿废，不能运动。风痱，即中风后出现瘫痪，足废不能行。

【组成】熟地黄　山茱萸　石斛　麦冬　五味子　石菖蒲　远志　茯苓　肉苁蓉　肉桂　炮附子　巴戟天各等份

【用法】上为粗末，每服9克，加生姜5片，大枣1枚，薄荷5~7叶，水煎服。

【功用】滋肾阴，补肾阳，开窍化痰。

【主治】喑痱。症见舌强不能言，足废不能用，口干不欲饮，足冷面赤，脉沉细弱等。

独活寄生汤

（《备急千金要方》）

风寒湿痹

【原文】

dú huó jì shēng jiāo fáng xīn xiōng guī dì sháo guì líng jūn
独 活 寄 生 艽 防 辛 ，芎 归 地 芍 桂 苓 均，

dù zhòng niú xī rén shēn cǎo lěng fēng wán bì qū néngshēn
杜 仲 牛 膝 人 参 草 ，冷 风 顽 痹 屈 能 伸；

ruò qù jì shēng jiā qí xù tāngmíng sān bì gǔ fāngzhēn
若 去 寄 生 加 芪 续 ，汤 名 三 痹 古 方 珍。

【组成】独活9克　桑寄生　秦艽　防风　细辛　川芎　当归　干地黄　芍药　肉桂心　茯苓　杜仲　牛膝　人参　甘草各6克

【用法】水煎服。

【功用】祛风湿，止痹痛，益肝肾，补气血。

【主治】风寒湿痹，肝肾两亏，气血不足证。症见腰膝疼痛，肢节屈伸不

利，或麻木不仁，畏寒喜温，心悸气短，舌淡苔白，脉象细弱等。

消风散 [①]

《太平惠民和剂局方》

消风散热

【原文】

xiāo fēng sǎn nèi qiāng fáng jīng
消风散内羌防荆，

xiōng pò shēn líng chén cǎo bìng
芎朴参苓陈草并，

jiāng cán chán tuì huò xiāng rù
僵蚕蝉蜕藿香入，

wéi mò chá tiáo huò jiǔ xíng
为末茶调或酒行，

tóu tòng mù hūn xiàng bèi jǐ
头痛目昏项背急，

wán má yǐn zhěn fú zhī qīng
顽麻 [②] 瘾疹 [③] 服之清。

【注释】

① 消风散：本方有消风散热之功，故名消风散。

② 顽麻：即经久不愈的麻木证（患处不痛不痒，肌肉内犹如虫行，按之不知，掐之不觉）。多由气血俱虚，经脉失于濡养，或风、热、湿、寒、痰、瘀留于脉络所致。

③ 瘾疹：又名"风瘾疹"。多因风湿或风热之邪侵袭人体，郁于肌肤腠理之间而发。症见疹出色红（属风热），或皮肤出现大小不等的风团，小如麻粒，大如豆瓣，甚者成块成片，瘙痒，时隐时现。

【组成】羌活　防风　川芎　人参　茯苓　僵蚕　蝉蜕　藿香各12克　荆芥　厚朴　陈皮　炙甘草各3克

【用法】上12味药共研细末，每次服6克，用茶水调下，或者用酒调下。

【功用】消风散热，理气健脾。

【主治】风热上攻证。症见头痛目昏，项背拘急，鼻嚏声重，以及皮肤顽麻，瘾疹瘙痒等。又治妇人血风。

川芎茶调散 ①

（《太平惠民和剂局方》）

头目风热

【原文】

chuān xiōng chá tiáo sǎn jīng fáng　　xīn zhǐ bò he gān cǎo qiāng
川　芎茶调散荆防，辛芷薄荷甘草羌，

mù hūn bí sè fēng gōng shàng　　zhèng piān tóu tòng xī néng kāng
目昏鼻塞风攻上，正偏头痛悉能康；

fāng nèi ruò jiā jiāng cán jú　　jú huā chá tiáo yòng yì zāng
方内若加僵蚕菊，菊花茶调用亦臧 ②

【注释】

① 川芎茶调散：本方君药有川芎，服时用清茶调下，故名川芎茶调散。

② 臧：即善、好。

【组成】川芎　荆芥各12克　防风5克　细辛3克　白芷　炙甘草　羌活各6克　薄荷24克

【用法】上8味药共研细末，每次服6克，饭后清茶调下。

【功用】疏风止痛。

【主治】外感风邪头痛。症见偏正头痛或颠顶头痛，恶寒发热，目眩头昏，鼻塞，舌苔薄白，脉浮等。

小活络丹 ①

（《圣济总录》）

中风不仁 ②

【原文】

xiǎo huó luò dān yòng èr wū　　dì lóng rǔ mò dǎn xīng jù
小活络丹用二乌，地龙乳没胆星俱；

zhòng fēng shǒu zú jiē má mù　　tán shī liú lián yī fú qū
中风手足皆麻木，痰湿流连一服驱；

dà huó luò dān duō wèi yì　è fēng ③　dà zhèng cǐ fāng xū

大活络丹多味益，恶风 ③ 大症此方需。

【注释】

① 小活络丹：本方祛风除湿，化痰活血通络，故名之。

② 不仁：指手足麻木无感觉。

③ 恶风：恶，凶狠。恶风，是指凶恶的风邪伤人，病情较重。

【组成】川乌炮　草乌炮　胆星各9克　地龙　乳香　没药各5克

【用法】上6味药共研极细末，酒煮面糊为丸，如小豆大，每服20丸，冷酒送下。

【功用】祛风除湿，化痰通络，活血止痛。

【主治】

（1）中风。症见手足麻木不仁，日久不愈，经络中有痰湿死血，腿臂间忽有一二点作痛。

（2）风寒湿痹证。症见肢体筋脉疼痛，麻木拘挛，关节屈伸不利，疼痛游走不定等。

羚羊钩藤汤

（《通俗伤寒论》）

凉肝息风，增液舒筋

【原文】

yú shì líng yáng gōu téng tāng　　sāng yè jú huā xiān dì huáng

俞氏羚羊钩藤汤，桑叶菊花鲜地黄，

sháo cǎo fú líng chuān bèi rú　　liáng gān zēng yè dìng fēng fāng

芍草茯苓川贝茹，凉肝增液定风方。

【组成】羚羊角3克　双钩藤9克　霜桑叶6克　滁菊花9克　鲜地黄15克　生白芍9克　生甘草2克　茯神木9克　川贝母4克　淡竹茹15克

【用法】上10味药，水煎服（羚羊角与鲜竹茹先煎代水，钩藤后入）。

【功用】凉肝息风，增液舒筋。

【主治】肝经热盛，热极动风。症见高热不退，烦闷躁扰，手足抽搐，发为痉厥，甚则神昏，舌质绛而干，或舌焦起刺，脉弦数等。

镇肝熄风汤

（《医学衷中参西录》）

镇肝息风

【原文】

zhāng shì zhèn gān xī fēng tāng lóng mǔ guī niú zhì kàngyáng
张 氏镇肝息风汤， 龙牡龟牛制亢阳，

dài zhě tiān dōngyuánsháo cǎo yīn chénchuān liàn mài yá xiāng
代赭天冬元芍草， 茵陈川楝麦芽襄，

tán duō jiā yòng dǎn xīng hǎo chǐ mài xū fú yú dì kuāng
痰多加用胆星好， 尺脉虚浮萸地匡①，

jiā rù shí gāo qīng lǐ rè biàntáng guī zhě yì zhī liáng
加入石膏清里热， 便溏龟赭易脂良。

【注释】

① 匡：即纠正。

【组成】生龙骨 生牡蛎 生龟甲各15克 怀牛膝30克 生代赭石30克 天冬 玄参 生白芍各15克 生甘草5克 茵陈 川楝子 生麦芽各6克

【用法】上12味药，水煎服（生龙骨、生牡蛎、生龟甲、生赭石均打碎先煎）。

【功用】镇肝息风，滋阴潜阳。

【主治】肝肾阴亏，肝阳上亢，气血逆乱。症见头目眩晕，目胀耳鸣，脑部热痛，心中烦热，面色如醉，或时常噫气，或肢体渐觉不利，口眼渐形㖞斜，甚或眩晕颠仆，昏不知人，移时始醒，或醒后不能复原，脉弦长有力等。

第十一节 祛寒之剂

理中汤

(《伤寒论》)

寒客中焦

【原文】

理中^①汤主理中乡，甘草人参术黑姜，

呕利腹痛阴寒盛，或加附子总扶阳。

【注释】

① 理中：指本方调理中焦脾胃。

【组成】炙甘草　人参　白术　黑干姜各9克

【用法】上方制成蜜丸，每服一丸，研碎，开水调服，日三四，夜二服。亦可水煎服。

【功用】温中祛寒，补气健脾。

【主治】中焦虚寒证。症见呕吐、下利，腹痛，口不渴，不欲饮食，舌淡苔白或白滑，脉迟缓等。或阳虚失血，或小儿慢惊，或病后喜唾涎沫，或霍乱吐泻，以及胸痹等由中焦虚寒所致者。

真武汤 ①

(《伤寒论》)

温阳利水

【原文】

真武汤 壮 肾 中 阳，茯苓术芍附生姜，
少阴腹痛有水气，悸眩 ② 瞤惕 ③ 保安康。

【注释】

① 真武汤：真武为北方水神。水气内停之证，服后可温壮肾阳，祛除在里的阴寒水气，故名之。

② 悸眩：悸，指心下悸，乃水气上凌于心所致。眩，即头眩，清阳不升之故。

③ 瞤惕：瞤，指目跳动，这里指身体肌肉跳动；惕，作恐惧解，这里指筋跳动。

【组成】茯苓9克　白术6克　芍药9克　炮附1枚（约5克）　生姜9克

【用法】上5味，水煎，分3次温服。

【功用】温阳利水。

【主治】

（1）脾肾阳虚，水气内停证。症见腹痛，小便不利，四肢沉重疼痛，下利，或肢体浮肿，苔白不渴，脉沉等。

（2）太阳病发汗太过，阳虚水泛证。症见汗出不解，其人仍发热，心下悸，头眩，身瞤动，振振欲擗地。

吴茱萸汤

(《伤寒论》)

吐利寒厥①

【原文】

wú zhū yú tāng rén shēn zǎo　zhòng yòng shēng jiāng wēn wèi hǎo
吴茱萸汤人参枣，重用生姜温胃好，

yángmíng hán ǒu shào yīn lì　jué yīn tóu tòng jiē néng bǎo
阳明寒呕少阴利，厥阴头痛皆能保。

【注释】

① 寒厥：因阳气虚衰又有寒而引起的四肢逆冷。

【组成】吴茱萸 10 克　人参 9 克　大枣 6 枚　生姜 12 克

【用法】上 4 味，水煎，分 3 次服。

【功用】温中补虚，降逆止呕。

【主治】

（1）胃中虚寒证。症见食谷欲呕，胸膈满闷，或胃脘痛，吞酸嘈杂。

（2）少阴吐利证。症见手足厥冷，烦躁欲死。

（3）厥阴头痛证。症见干呕、吐涎沫等，均见舌淡苔白滑，脉细迟或弦细。

四神丸①

(《证治准绳》)

肾虚脾泻

【原文】

sì shén gù zhǐ wú zhū yú　ròu kòu wǔ wèi sì bān xū
四神故纸吴茱萸，肉蔻五味四般须，

dà zǎo bǎi méi jiāng bā liǎng　wǔ gēng shèn xiè huǒ shuāi fú
大枣百枚姜八两，五更肾泻火衰扶。

【注释】

① 四神丸：本方由四味药组成，治脾肾阳虚之五更泻有神效，故名四神丸。

【组成】补骨脂（破故纸）120 克　吴茱萸 30 克　肉豆蔻 60 克　五味子 60 克

【用法】为末，生姜八两，红枣百枚，熟取枣肉和药末捣匀做成丸药，如小豆大。每服五七十丸，空心或食前白汤送下。

【功用】温补脾肾，涩肠止泻。

【主治】脾肾虚寒证。症见每日五更天明时大便泄泻，不思饮食，或久泻不愈，腹痛腰酸肢冷，神疲乏力，舌淡苔白，脉沉迟无力。

天台乌药散

（《医学发明》）

寒疝结痛

【原文】

tiān tái wū yào mù huí xiāng　chuān liàn bīng láng bā dòu jiāng
天台乌药木茴香，川楝槟榔巴豆姜，

zài yòng qīng pí wéi xì mò　　yī qián jiǔ xià tòng shàn cháng
再用青皮为细末，一钱酒下痛疝尝。

【组成】天台乌药　木香　小茴香　高良姜　青皮各 15 克　川楝子 15 克　巴豆 30 粒　槟榔 10 克

【用法】上 8 味药，先将巴豆微打破，同川楝子用麸炒黑，去巴豆及麸皮不用，合余药，共研细末，和匀，每次服 3 克，温酒送下。

【功用】行气疏肝，散寒止痛。

【主治】寒凝气滞，小肠疝气（即寒疝）。症见少腹引控睾丸而痛，偏坠肿胀等。

第十二节　祛暑之剂

三物香薷饮 [①]

(《太平惠民和剂局方》)

散暑和脾

【原文】

san wù xiāng rú dòu pò xiān
三物香薷豆朴先，

ruò yún rè shèng jiā huáng lián
若云热盛加黄连；

huò jiā líng cǎo míng wǔ wù
或加苓草名五物，

lì shī qū shǔ mù guā xuān
利湿祛暑木瓜宣；

zài jiā shēn qí yǔ chén zhú
再加参芪与陈术，

jiān zhì nèi shāng shí wèi quán
兼治内伤十味全；

èr xiāng hé rù xiāng sū yǐn
二香合入香苏饮，

réng yǒu huò rú xiāng gě chuán
仍有藿薷香葛传。

【注释】

① 三物香薷饮：本方由三味药组成，香薷为君药，故名"三物香薷饮"。

【组成】香薷 250 克　白扁豆　姜制厚朴各 250 克

【用法】上为粗末，每三钱，水一盏，入酒一分，煎七分，去滓，水中沉冷。

【功用】祛暑解表，化湿和脾。

【主治】夏月乘凉饮冷，外感于寒，内伤于湿证。症见恶寒发热，无汗头痛，头重身倦，腹痛吐泻，胸闷，舌苔白腻，脉浮等。

生脉散①

（《内外伤辨惑论》）

保肺复脉

【原文】

shēng mài mài wèi yǔ rén shēn　　bǎo fèi qīng xīn zhì shǔ yín

生 脉 麦 味 与 人 参 ， 保 肺 清 心 治 暑 淫 ② ，

qì shǎo hàn duō jiān kǒu kě　　bìng wēi mài jué jǐ jiān zhēn

气 少 汗 多 兼 口 渴 ， 病 危 脉 绝 急 煎 斟 ③

【注释】

①生脉散：本方有益气保肺、养阴生津敛汗之功，使气充津生而脉复，故名之。

②淫：即过多，过甚。这里所说的暑淫是指暑热太过而伤人。

③斟：此处指往杯子里倒煎好的药汁。

【组成】麦冬5克　五味子3克　人参5克

【用法】水煎服。

【功用】益气生津，养阴保肺。

【主治】

（1）暑淫耗伤气阴证。症见气短体倦，多汗口渴，咽干，脉虚细等。

（2）久咳肺虚，气阴两伤证。症见呛咳少痰，气短自汗，口干舌燥，苔薄少津，脉虚数或虚细等。

第十三节　利湿之剂

五苓散

(《伤寒论》)

行水总剂

【原文】

wǔ líng sǎn zhì tài yáng fǔ①，bái zhú zé xiè zhū fú líng
五苓散治太阳腑 ①，白术泽泻猪茯苓，

pángguāng huà qì tiān guān guì　lì biàn xiāo shǔ fán kě qīng
膀　胱　化气添官桂，利便消暑烦渴清；

chú guì míng wéi sì líng sǎn　wú hán dàn kě fú zhī líng
除桂名为四苓散，无寒但渴服之灵；

zhū líng tāng chú guì yǔ zhú　jiā rù ē jiāo huá shí tíng
猪苓汤除桂与术，加入阿胶滑石停；

cǐ wéi hé shī jiān xiè rè　dǎn huáng biàn bì kě ǒu níng
此为和湿兼泻热，疸黄 ②便闭渴呕宁。

【注释】

①太阳腑：膀胱为太阳之腑。此指膀胱蓄水证。乃因邪入膀胱，气化不行，小便不利，致水蓄膀胱。

②疸黄：指湿热蕴结所致的黄疸。

【组成】白术 18克　泽泻 16克　猪苓 18克　桂枝 5克

【用法】上 5味，捣为散，以白饮和服 6克，日三服，多饮暖水，汗出愈。

【功用】利水渗湿，温阳化气。

【主治】

（1）太阳蓄水证。症见小便不利，头痛发热，烦渴欲饮，或水入即吐，舌苔白，脉浮。

（2）水湿内停证。症见水肿，泄泻，小便不利，以及霍乱吐泻，中暑烦渴，身重等。

（3）痰饮。症见脐下动悸，吐涎沫而头眩，或短气而咳喘等。

肾着汤

（《金匮要略》）

湿伤腰肾

【原文】

肾着^①汤内用干姜，茯苓甘草白术襄；
shènzhuó tāng nèi yòng gān jiāng　fú líng gān cǎo bái zhú xiāng

伤湿身痛与腰冷，亦名甘姜苓术汤；
shāng shī shēntòng yǔ yāo lěng　yì míng gān jiāng líng zhú tāng

黄芪防己除姜茯，术甘姜枣共煎尝；
huáng qí fáng jǐ chú jiāng fú　zhú gān jiāng zǎo gòng jiān cháng

此治风水^②与诸湿，身重汗出服之良。
cǐ zhì fēng shuǐ yǔ zhū shī　shēnzhòng hàn chū fú zhī liáng

【注释】

①肾着：指水湿伤肾的病。肾着病是肾为寒湿所伤，以腰重冷痛为主要症状。

②风水：水肿病的一种。由表虚不固，外受风邪侵袭，肺气失于宣降，不能通调水道，水湿停滞体内，郁于肌腠所致。症见发病急骤，发热恶风，面目四肢浮肿，身重，小便不利，苔白脉浮等。

【组成】甘草6克　干姜12克　茯苓12克　白术6克

【用法】上4药，水煎，分3次温服。

【功用】温脾祛湿。

【主治】肾着病。症见身体重痛，腰以下冷痛，腰重如带五千钱，口不渴，饮食如故，小便自利，舌淡苔白，脉沉迟或沉缓等。

实脾饮

(《济生方》)

虚寒阴水[1]

【原文】

shí pí líng shù yǔ mù guā　gān cǎo mù xiāng dà fù jiā
实脾苓术与木瓜，甘草木香大腹加，

cǎo kòu fù jiāng jiān hòu pò　xū hán yīn shuǐ xiào kān kuā
草蔻附姜兼厚朴，虚寒阴水效堪夸。

【注释】

① 阴水：凡因脾肾阳虚，不能化水运湿而致的水肿，称为阴水。临床多见下肢先肿，按之凹陷，肢冷神疲，口不渴，大便溏泄，舌苔白或白腻，脉沉迟等症。阴水属虚、属寒、属里。

【组成】茯苓　白术　木瓜　木香　大腹皮　草豆蔻　附子　炮干姜　厚朴各 30 克　炙甘草 15 克

【用法】上 10 药共研粗末，每 12 克，生姜 5 片，大枣 1 枚，水煎服。

【功用】温阳健脾，行气利水。

【主治】阳虚水肿。症见身半以下肿甚，手足不温，口中不渴，胸腹胀满，大便溏薄，舌苔厚腻，脉沉迟等。

五皮饮

(《中藏经》)

脾虚肤肿[1]

【原文】

wǔ pí yǐn yòng wǔ bān pí　chén fú jiāng sāng dà fù qí
五皮饮用五般皮，陈茯姜桑大腹奇；

huò yòng wǔ jiā yì sāng bái　pí xū fū zhàng cǐ fāng sī
或 用五加易桑白，脾虚肤胀[2] 此方司[3]

【注释】

① 肤肿：多由脾虚湿重、水溢皮肤所致，亦称"皮水"。症见全身水肿，按之没指，肢体沉重，小便不利等。

② 肤胀：是指寒湿留滞在皮肤之内而出现肿胀的病证。可见全身浮肿，腹部膨大，按之肿有凹陷，皮厚而色泽无异常变化等症状。

③ 司：即主管。

【组成】陈皮　茯苓皮　生姜皮　桑白皮　大腹皮各等份

【用法】上5药共为粗末，每服9克，水煎服，忌生冷油腻硬物。

【功用】利水消肿，理气健脾。

【主治】皮水之脾虚湿盛证。症见一身悉肿，肢体沉重，心腹胀满，上气喘急，小便不利，舌苔白腻，脉沉缓等。

羌活胜湿汤

（《太平惠民和剂局方》）

湿气在表

【原文】

qiāng huó shèng shī qiāng dú xiōng　　gān màn gǎo běn yǔ fáng fēng
羌活胜湿羌独芎，甘蔓藁本与防风；

shī qì zài biǎo tóu yāo zhòng　　fā hàn shēng yáng yǒu yì gōng
湿气在表头腰重，发汗升阳有异功；

fēng néng shèng shī shēng néng jiàng　　bù yǔ xíng shuǐ shèn shī tóng
风能胜湿升能降，不与行水渗湿同；

ruò chú dú huó xiōng màn cǎo　　chú shī shēng má cāng zhú chōng
若除独活芎蔓草，除湿升麻苍术充。

【组成】羌活　独活各6克　川芎　炙甘草　藁本　防风各3克　蔓荆子2克

【用法】上7味为细末，水煎去滓，大温服，空心食前。

【功用】祛风胜湿。

【主治】风湿病之湿气在表证。症见头痛头重，腰脊重痛，或一身都痛，苔白，脉浮等。

茵陈蒿汤

(《伤寒论》)

黄疸

【原文】

茵陈蒿汤治疸黄①，阴阳寒热细推详，

阳黄②大黄栀子入，阴黄③附子与干姜，

亦有不用茵陈者，仲景柏皮栀子汤。

【注释】

① 疸黄：即黄疸，此指阳黄。

② 阳黄：湿热黄疸两大类型之一。因湿热内蕴，热不得外越，湿不得下泄，熏蒸肝胆，胆热液泄，溢于肌肤所致。症见一身面目俱黄，黄色鲜明如橘皮色，伴有口渴，小便不利或小便短赤，舌苔黄腻，脉滑数等。

③ 阴黄：寒湿黄疸。症见皮肤黄色晦暗，伴有神疲身倦，手足不温，胃呆腹胀，大便不实，舌苔白滑或腻，脉沉细迟等。是黄疸两大类型之一。

【组成】茵陈18克　栀子10克　大黄6克

【用法】上3味，先煮茵陈，后下栀子、大黄，水煎，分3次服。

【功用】清热，利湿，退黄。

【主治】湿热黄疸证。症见一身面目俱黄，黄色鲜明如橘皮色，腹微满，口中渴，小便不利，舌苔黄腻，脉沉数等。

八正散 [1]

(《太平惠民和剂局方》)

淋 [2] 痛尿血

【原文】

bā zhèng mù tōng yǔ chē qián　　biān xù dà huáng huá shí yán
八正木通与车前，萹蓄大黄滑石研，

cǎo shāo qú mài jiān zhī zǐ　　jiān jiā dēng cǎo tòng lìn juān
草梢瞿麦兼栀子，煎加灯草痛淋蠲 [3]。

【注释】

① 八正散：方由8味药组成，泻膀胱湿热，故名八正散。

② 淋：指小便淋沥不畅、急迫、涩、痛等。

③ 蠲：即驱除。

【组成】木通　车前子　萹蓄　大黄　滑石　甘草梢　瞿麦　栀子各50克

【用法】上8味，共研粗末为散，每服9克，加灯心草同煎，去滓温服。

【功用】利水通淋，清热泻火。

【主治】湿热下注之热淋、血淋证。症见尿频尿急，溺时涩痛，淋沥不畅，小便浑赤，小腹胀急，甚者癃闭不通，口燥咽干，舌苔黄腻，脉滑数等。

五淋散

(《太平惠民和剂局方》)

五淋 [1]

【原文】

wǔ lìn sǎn yòng cǎo zhī rén　　guī sháo fú líng yì gòng zhēn
五淋散用草栀仁，归芍茯苓亦共珍，

qì huà yuán yóu yīn yǐ yù　　tiáo xíng shuǐ dào miào tōng shén
气化原由阴以育，调行水道妙通神。

【注释】

① 五淋：指五种淋证，即膏淋、气淋、血淋、石淋、劳淋。

【组成】生甘草　当归各10克　山栀子仁　赤芍药40克　赤茯苓12克

【用法】上5药共研细末，每次服9克，水煎，空腹服。

【功用】泻火通淋。

【主治】五淋。症见尿频、尿急，淋沥不畅，脐腹急痛，劳倦即发，或尿如豆汁，或尿如砂石，或冷淋如膏等。

第十四节　泻火之剂

清胃散

（《兰室秘藏》）

胃火牙痛

【原文】

qīng wèi sǎn yòng shēng má lián　　dāng guī shēng dì mǔ dān quán
清胃散用升麻连，当归生地牡丹全；

huò yì shí gāo píng wèi rè　　kǒu chuāng tù nù jǐ yá xuān
或益石膏平胃热，口疮吐衄及牙宣。

【组成】升麻20克　黄连　当归　生地各6克　丹皮10克

【用法】水煎，去滓，放冷服之。

【功用】清胃凉血。

【主治】胃火牙痛之胃有积热证。症见牙痛牵引头痛，面颊发热，其齿恶热喜冷；或牙龈溃烂；或牙宣出血；或唇舌颊腮肿痛；口气热臭，口舌干燥，舌红苔黄，脉滑大而数。

导赤散

（《小儿药证直诀》）

心、小肠火

【原文】

dǎo chì shēng dì yǔ mù tōng　cǎo shāo zhú yè sì bān gōng
导赤生地与木通，草梢竹叶四般攻，

kǒu mí lìn tòng xiǎo cháng huǒ　yǐn rè tóng guī xiǎo biàn zhōng
口糜淋痛小肠火，引热同归小便中。

【组成】生地　木通　甘草梢各等份

【用法】为末，每服9克，入竹叶同煎，食后温服。

【功用】清心凉血，利水通淋。

【主治】心经热盛证。症见心胸烦热，口渴面赤，意欲饮冷，以及口舌生疮，或心热下移小肠，小溲赤涩刺痛。

苍耳散

（《济生方》）

风热鼻渊

【原文】

cāng ěr sǎn zhōng yòng bò hé　xīn yí bái zhǐ sì bān hé
苍耳散中用薄荷，辛夷白芷四般和；

cōng chá tiáo fú shū gān fèi　qīng shēng zhuó jiàng bí yuān chài
葱茶调服疏肝肺，清升浊降鼻渊瘥①

【注释】

① 瘥：病愈。

【组成】苍耳子8克　薄荷叶　辛夷各15克　白芷30克

【用法】共研细末，每服6克，葱茶调服。

【功用】清热疏风，通利鼻窍。

【主治】鼻渊。症见流黄浊鼻涕，鼻塞不通。

万氏牛黄丸

(《痘疹世医心法》)

邪入心包，神识昏迷

【原文】

wàn shì niú huáng wán zuì jīng
万氏牛黄丸最精，qín lián zhī zǐ yù shā bìng
芩连栀子郁砂并；

huò jiā xióng jiǎo zhū bīng shè
或加雄角珠冰麝，tuì rè qīng xīn lì gèng hóng
退热清心力更宏。

【组成】牛黄5克　朱砂30克　生黄连100克　黄芩　山栀各60克　郁金40克

【用法】炼蜜为丸，蜡封，每服一丸，小儿酌减，研碎开水和服。

【功用】清热解毒，开窍安神。

【主治】温邪内陷，热入心包证。症见神昏谵语，身热，烦躁不安；及小儿惊厥，中风窍闭等。

第十五节　除痰之剂

半夏天麻白术汤

(《脾胃论》)

痰厥头痛

【原文】

bàn xià tiān má bái zhú tāng
半夏天麻白术汤，shēn qí jú bò jǐ gān jiāng
参芪橘柏及干姜，

líng xiè mài yá cāng zhú qū
苓泻麦芽苍术曲，tài yīn tán jué tóu tòng liáng
太阴痰厥头痛良。

【组成】半夏　麦芽　陈皮各15克　白术　炒神曲各10克　天麻　苍术　人参　黄芪　白茯苓　泽泻各5克　黄柏　干姜各2克

【用法】水煎服。

【功用】健脾化饮，息风定眩。

【主治】痰厥头痛证。症见头痛欲裂，咳痰稠黏，眼黑头眩，恶心烦闷，身重如山，四肢厥冷等。

止嗽散

（《医学心悟》）

祛痰止嗽

【原文】

止嗽散中用白前，陈皮桔梗草荆添，

紫菀百部同蒸用，感冒咳嗽此方先。

【组成】桔梗　荆芥　紫菀　百部　白前各200克　甘草66克　陈皮100克

【用法】为末，每服9克，开水调服；如初感风寒，生姜汤调下。

【功用】止咳化痰，疏表宣肺。

【主治】风邪犯肺证。症见咳嗽咽痒，或微有恶寒发热，舌苔薄白等。

第十六节　收涩之剂

桑螵蛸散

（《本草衍义》）

便数健忘

【原文】

sāng piāo xiāo sǎn zhì biàn shuò　　shēn líng lóng gǔ tóng guī ké
桑螵蛸散治便数，参苓龙骨同龟壳，

chāng pú yuǎn zhì　jǐ dāng guī　　bǔ shèn níng xīn jiàn wàng jué
菖蒲远志及当归，补肾宁心健忘觉。

【组成】桑螵蛸　远志　菖蒲　龙骨　人参　茯神 当归　龟甲各30克

【用法】为末，夜卧人参汤调下6克；或水煎服。

【功用】调补心肾，涩精止遗。

【主治】遗尿之心肾两虚证。症见小便频数，或尿如米泔色，心神恍惚，健忘，或遗尿遗精，舌淡苔白，脉细弱。

牡蛎散

（《太平惠民和剂局方》）

阳虚自汗

【原文】

yáng xū zì hàn mǔ lì sǎn　huáng qí fú mài má huáng gēn
阳虚自汗牡蛎散，黄芪浮麦麻黄根；

pū fǎ xiōng gǎo nuò mǐ fěn　huò jiāng lóng gǔ mǔ lì mén
扑法芎藁糯米粉，或将龙骨牡蛎扪。①

【注释】

① 扪：按，摸。此处指用粉扑。

【组成】黄芪　麻黄根　牡蛎各 30 克

【用法】为粗散，每服 9 克，加小麦 20 克，水煎分 2 次服。

【功用】固表敛汗。

【主治】诸虚不足，自汗盗汗。症见夜卧尤甚，久而不止，心悸惊惕，短气烦倦，舌质淡红，脉细弱。

第十七节　痈疡之剂

真人活命饮

（《校注妇人大全良方》）

一切痈疽

【原文】

真人活命金银花，防芷归陈草节加，
zhēn rén huó mìng jīn yín huā　fáng zhǐ guī chén cǎo jié jiā

贝母天花兼乳没，穿山角刺酒煎嘉，
bèi mǔ tiān huā jiān rǔ mò　chuānshān jiǎo cì jiǔ jiān jiā

一切痈疽能溃散，溃后忌服用毋①差，
yī qiè yōng jū néng kuì sàn　kuì hòu jì fú yòng wú chā

大黄便实可加使，铁器酸物勿沾牙。
dà huáng biàn shí kě jiā shǐ　tiě qì suān wù wù zhān yá

【注释】

① 毋：不要。

【组成】白芷　贝母　防风　赤芍　归尾　甘草节　皂角刺　穿山甲　天花粉　乳香　没药各 3 克　金银花　陈皮各 9 克

【用法】酒一大碗，煎五七沸服。

【功用】清热解毒，消肿溃坚，活血止痛。

【主治】疮疡肿毒初起。症见红肿焮痛，或身热，凛寒，苔薄白或黄，脉数有力。

第十八节　经产之剂

生化汤

（《傅青主女科》）

产后祛瘀

【原文】

shēng huà tāng yí chǎn hòu cháng　guī xiōng táo cǎo pào jiāng liáng
生化汤宜产后尝，归芎桃草炮姜良，

tǎng yīn rǔ shǎo zhū tí yòng　tōng cǎo tóng jiān yì miào fāng
倘因乳少猪蹄用，通草同煎亦妙方。

【组成】当归24克　川芎9克　桃仁6克　干姜　炙甘草各2克
【用法】水煎服；或酌加黄酒适量同煎。
【功用】活血化瘀，温经止痛。
【主治】产后血虚受寒证。症见产后恶露不行，小腹冷痛。

泰山磐石饮

（《景岳全书》）

安胎保产

【原文】

tài shān pán shí bā zhēn quán　qù fú jiā qí qín duàn lián
泰山磐石八珍全，去茯加芪芩断联；

再益砂仁及糯米，妇人胎动可安痊。

【组成】人参 10 克　黄芪 10 克　当归 10 克　川续断　黄芩各 10 克　白术 20 克　川芎 8 克　芍药 8 克　熟地 8 克 砂仁　炙甘草各 5 克　糯米一撮

【用法】水煎服。但觉有孕，三五日常用一服；四月之后，方无虑也。

【功用】益气健脾，养血安胎。

【主治】妇人气血两虚之胎动不安。症见胎动不安，面色淡白，倦怠乏力，不思饮食，舌质淡，苔薄白，脉浮滑无力，或沉弱。

固冲汤

(《医学衷中参西录》)

血崩

【原文】

固冲汤中芪术龙，牡蛎海蛸五倍同，

茜草山萸棕炭芍，益气止血治血崩。

【组成】白术 20 克　生黄芪 12 克　龙骨　牡蛎　萸肉各 16 克　生杭芍　海螵蛸 8 克　茜草 6 克　棕榈炭 4 克　五倍子末 1 克

【用法】水煎服。

【功用】益气健脾，固冲摄血。

【主治】脾气虚弱，脾不统血。症见血崩或月经过多，色淡质稀，心悸气短，舌淡，脉细弱或虚大。

第十三章
《濒湖脉学》诵读

七言诀

浮脉

浮脉，举之有余，按之不足（《脉经》）。如微风吹鸟背上毛，厌厌聂聂；如循榆荚（《素问》），如水漂木（崔氏），如捻葱叶（黎氏）。

体状诗

浮脉惟从肉上行，如循榆荚似毛轻，
三秋得令知无恙，久病逢之却可惊。

相类诗

浮如木在水中浮，浮大中空乃是芤，
拍拍而浮是洪脉，来时虽盛去悠悠。

浮脉轻平似捻葱，虚来迟大豁然空，

浮而柔细方为濡，散似杨花无定踪。

浮脉为阳表病居，迟风数热紧寒拘，

浮而有力多风热，无力而浮是血虚。

寸浮头痛眩生风，或有风痰聚在胸，

关上土衰兼木旺，尺中溲便不流通。

沉脉

沉脉，重手按至筋骨乃得（《脉经》），如绵裹砂，内刚外柔（杨氏），如石投水，必极其底。

体状诗

水行润下脉来沉，筋骨之间软滑匀，

女子寸兮男子尺，四时如此号为平。

相类诗

chénbāng jǐn gǔ zì tiáo yún　　fú zé tuī jǐn zhuó gǔ xún
沉帮筋骨自调匀，伏则推筋着骨寻，

chén xì rú miánzhēn ruò mài　　xián cháng shí dà shì láo xíng
沉细如绵真弱脉，弦长实大是牢形。

zhǔ bìng shī
主病诗

chénqián shuǐ xù yīn jǐng bìng　　shuò rè chí hán huá yǒu tán
沉潜水蓄阴经病，数热迟寒滑有痰，

wú lì ér chén xū yǔ qì　　chén ér yǒu lì jī bìng hán
无力而沉虚与气，沉而有力积并寒。

fēn bù shī
分部诗

cùn chén tán yù shuǐ tíng xiōng　　guān zhǔ zhōng hán tòng bù tōng
寸沉痰郁水停胸，关主中寒痛不通，

chǐ bù zhuó yí bìng xiè lì　　shèn xū yāo jǐ xià yuán tòng
尺部浊遗并泄痢，肾虚腰及下元痌。

迟脉

chí mài　　yī xī sān zhì　　qù lái jí màn　　mài jīng
迟脉，一息三至，去来极慢（《脉经》）。

tǐ zhuàng shī
体状诗

chí lái yī xī zhì wéi sān　　yáng bù shèng yīn qì xuè hán
迟来一息至惟三，阳不胜阴气血寒，

dàn bǎ fú chén fēn biǎo lǐ　　xiāo yīn xū yì huǒ zhī yuán
但把浮沉分表里，消阴须益火之原。

相类诗

脉来三至号为迟，小驶于迟作缓持，
迟细而难知是涩，浮而迟大以虚推。

主病诗

迟司脏病或多痰，沉痼癥瘕仔细看，
有力而迟为冷痛，迟而无力定虚寒。

分部诗

寸迟必是上焦寒，关主中寒痛不堪，
尺是肾虚腰脚重，溲便不禁疝牵丸。

数脉

数脉，一息六至（《脉经》），脉流薄疾（《素问》）。

体状诗

数脉息间常六至，阴微阳盛必狂烦，
浮沉表里分虚实，惟有儿童作吉看。

相类诗

数比平人多一至， 紧来如数似弹绳，

数而时止名为促， 数见关中动脉形。

zhǔ bìng shī
主病诗

数脉为阳热可知， 只将君相火来医，

实宜凉泻虚温补， 肺病秋深却畏之。

fēn bù shī
分部诗

寸数咽喉口舌疮， 吐红咳嗽肺生疡，

当关胃火并肝火， 尺属滋阴降火汤。

滑脉

huá mài   wǎng lái qián què   liú lì zhǎnzhuǎn   tì tì rán rú zhū zhī yīng zhǐ   mài
滑脉，往来前却，流利展转，替替然如珠之应指（《脉
jīng   lù lù rú yù tuō
经》），漉漉如欲脱。

tǐ zhuàng xiàng lèi shī
体状相类诗

滑脉如珠替替然， 往来流利却还前，

莫将滑数为同类， 数脉惟看至数间。

主病诗

滑脉为阳元气衰，痰生百病食生灾，

上为吐逆下蓄血，女脉调时定有胎。

分部诗

寸滑膈痰生呕吐，吞酸舌强或咳嗽，

当关宿食肝脾热，渴痢癫淋看尺部。

涩脉

涩脉，细而迟，往来难，短且散，或一止复来（《脉经》），参伍不调（《素问》），如轻刀刮竹（《脉诀》），如雨沾沙（通真子），如病蚕食叶。

体状诗

细迟短涩往来难，散止依稀应指间，

如雨沾沙容易散，病蚕食叶慢而艰。

相类诗

参伍不调名曰涩，轻刀刮竹短而难，

微似秒芒微软甚，浮沉不别有无间。

主病诗

涩缘血少或伤精，反胃亡阳汗雨淋，
寒湿入营为血痹，女人非孕即无经。

分部诗

寸涩心虚痛对胸，胃虚胁胀查关中，
尺为精血俱伤候，肠结溲淋或下红。

虚脉

虚脉，迟大而软，按之无力，隐指豁豁然空（《脉经》）。

体状相类诗

举之迟大按之松，脉状无涯类谷空，
莫把芤虚为一例，芤来浮大似慈葱。

主病诗

脉虚身热为伤暑，自汗怔忡惊悸多，
发热阴虚须早治，养营益气莫蹉跎。

xuè bù róng xīn cùn kǒu xū guānzhōng fù zhàng shí nán shū
血不荣心寸口虚，关中腹胀食难舒，

gǔ zhēng wěi bì shāng jīng xuè què zài shénmén liǎng bù jū
骨蒸痿痹伤精血，却在神门两部居。

实脉

shí mài fú chén jié dé mài dà ér cháng yìng zhǐ bì bì rán mài jīng
实脉，浮沉皆得，脉大而长，应指愊愊然（《脉经》）。

tǐ zhuàng shī
体状诗

fú chén jiē dé dà ér cháng yìng zhǐ wú xū bì bì qiáng
浮沉皆得大而长，应指无虚愊愊强，

rè yùn sān jiāo chéng zhuàng huǒ tōng cháng fā hàn shǐ ān kāng
热蕴三焦成壮火，通肠发汗始安康。

xiàng lèi shī
相类诗

shí mài fú chén yǒu lì qiáng jǐn rú tán suǒ zhuǎn wú cháng
实脉浮沉有力强，紧如弹索转无常，

xū zhī láo mài bāng jǐn gǔ shí dà wēi xián gèng dài cháng
须知牢脉帮筋骨，实大微弦更带长。

zhǔ bìng shī
主病诗

shí mài wéi yáng huǒ yù chéng fā kuáng zhān yǔ tǔ pín pín
实脉为阳火郁成，发狂谵语吐频频，

huò wéi yáng dú huò shāng shí dà biàn bù tōng huò qì téng
或为阳毒或伤食，大便不通或气疼。

cùn shí yìng zhī miàn rè fēng　　yān téng shé jiàng qì tián xiōng
寸实应知面热风，咽疼舌强气填胸，

dāngguān pí rè zhōnggōngmǎn　　chǐ shí yāo chángtòng bù tōng
当关脾热中宫满，尺实腰肠痛不通。

长脉

cháng mài　　bù dà bù xiǎo　　tiáo tiáo zì ruò　　zhū shì　　rú jiē cháng gān mò shāo
长脉，不大不小，迢迢自若（朱氏）。如揭长竿末梢，

wéi píng　　rú yǐn shéng　　rú yún cháng gān　　wéi bìng　　sù wèn
为平；如引绳，如循长竿，为病（《素问》）。

tǐ zhuàngxiàng lèi shī
体状相类诗

guò yú běn wèi mài míngcháng　　xián zé fēi rán dàn mǎnzhāng
过于本位脉名长，弦则非然但满张，

xián mài yǔ chángzhēng jiào yuǎn　　liánggōng chǐ dù zì néngliàng
弦脉与长争较远，良工尺度自能量。

zhǔ bìng shī
主病诗

cháng mài tiáo tiáo dà xiǎo yún　　fǎn cháng wéi bìng sì qiānshéng
长脉迢迢大小匀，反常为病似牵绳，

ruò fēi yáng dú diān xián bìng　　jǐ shì yángmíng rè shì shēn
若非阳毒癫痫病，即是阳明热势深。

短脉

duǎn mài　　bù jí běn wèi　　mài jué　　yìng zhǐ ér huí　　bù néng mǎn bù
短脉，不及本位（《脉诀》），应指而回，不能满部

（《脉 经》）。

tǐ zhuàngxiàng lèi shī
体 状 相 类 诗

liǎng tóu suō suō míng wéi duǎn　　sè duǎn chí chí xì qiě nán
两头缩缩名为短，　涩短迟迟细且难，

duǎn sè ér fú qiū xǐ jiàn　　sān chūn wéi zéi yǒu xié gàn
短涩而浮秋喜见，　三春为贼有邪干。

zhǔ bìng shī
主 病 诗

duǎn mài wéi yú chǐ cùn xún　　duǎn ér huá shuò jiǔ shāngshén
短脉惟于尺寸寻，　短而滑数酒伤神，

fú wéi xuè sè chén wéi pǐ　　cùn zhǔ tóu téng chǐ fù tòng
浮为血涩沉为痞，　寸主头疼尺腹痛。

洪脉

hóng mài　　zhǐ xià jí dà　　mài jīng　　lái shèng qù shuāi　　sù wèn　　lái
洪脉，指下极大（《脉 经》），来 盛 去 衰（《素问》），来
dà qù cháng　　tōng zhēn zǐ
大去长（通 真子）。

tǐ zhuàng shī
体 状 诗

mài lái hóngshèng qù huánshuāi　　mǎn zhǐ tāo tāo yìng xià shí
脉来洪盛去还衰，　满指滔滔应夏时，

ruò zài chūn qiū dōng yuè fēn　　shēngyáng sàn huǒ mò hú yí
若在春秋冬月分，　升阳散火莫狐疑。

xiàng lèi shī
相 类 诗

hóng mài lái shí pāi pāi rán　　qù shuāi lái shèng sì bō lán
洪脉来时拍拍然，　去衰来盛似波澜，

欲知实脉参差处，举按弦长愊愊坚。

主病诗

脉洪阳盛血应虚，相火炎炎热病居，

胀满胃翻须早治，阴虚泄痢可踌躇。

分部诗

寸洪心火上焦炎，肺脉洪时金不堪。

肝火胃虚关内察，肾虚阴火尺中看。

微脉

微脉，极细而软，按之如欲绝，若有若无（《脉经》），
细而稍长（戴氏）。

体状相类诗

微脉轻微瞥瞥乎，按之欲绝有如无，

微为阳弱细阴弱，细比于微略较粗。

主病诗

气血微兮脉亦微，恶寒发热汗淋漓，

男为劳极诸虚候，女作崩中带下医。

分部诗

寸微气促或心惊，关脉微时胀满形，

尺部见之精血弱，恶寒消瘅痛呻吟。

紧脉

紧脉，来往有力，左右弹人手（《素问》）。如转索无常（仲景），数如切绳（《脉经》），如纫箄线（丹溪）。

体状诗

举如转索切如绳，脉象因之得紧名。

总是寒邪来作寇，内为腹痛外身疼。

相类诗

见弦、实脉。

主病诗

紧为诸痛主于寒，喘咳风痫吐冷痰，

浮紧表寒须发越，紧沉温散自然安。

分部诗

寸紧人迎气口分，当关心腹痛沉沉，

尺中有紧为阴冷，定是奔豚与疝疼。

缓脉

缓脉，去来小驶于迟（《脉经》），一息四至（戴氏），如丝在经，不卷其轴，应指和缓，往来甚匀（张太素），如初春杨柳舞风之象（杨玄操），如微风轻飐柳梢（滑伯仁）。

体状诗

缓脉阿阿四至通，柳梢袅袅飐轻风，

欲从脉里求神气，只在从容和缓中。

相类诗

见迟脉。

主病诗

缓脉营衰卫有余，或风或湿或脾虚，

上 为 项 强 下 痿 痹，分 别 浮 沉 大 小 区。

分部诗

寸 缓 风 邪 项 背 拘，关 为 风 眩 胃 家 虚，

神 门 濡 泄 或 风 秘，或 是 蹒 珊 足 力 迂。

芤脉

芤 脉，浮 大 而 软，按 之 中 央 空，两 边 实（《脉 经》），

中 空 外 实，状 如 慈 葱。

体状诗

芤 形 浮 大 软 如 葱，边 实 须 知 内 已 空，

火 犯 阳 经 血 上 溢，热 侵 阴 络 下 流 红。

相类诗

中 空 旁 实 乃 为 芤，浮 大 而 迟 虚 脉 呼，

芤 更 带 弦 名 曰 革，芤 为 失 血 革 血 虚。

主病诗

寸 芤 积 血 在 于 胸，关 里 逢 芤 肠 胃 痈，

chǐ bù jiàn zhī duō xià xuè　　chì lìn hóng lì lòu bēngzhōng
尺部见之多下血，赤淋红痢漏崩中。

弦脉

xián mài　　duān zhí yǐ cháng　　sù wèn　　　rú zhānggōng xián　　mài jīng　　　àn
弦脉，端直以长（《素问》），如张弓弦（《脉经》），按
zhī bù yí　　chuòchuò rú àn qín sè xián　　cháo shì　　zhuàng ruò zhēng xián　　mài jué
之不移，绰绰如按琴瑟弦（巢氏），状若筝弦（《脉诀》），
cóng zhōng zhí guò　　tǐng rán zhǐ xià　　kān wù
从中直过，挺然指下（《刊误》）。

tǐ zhuàng shī
体 状 诗

xián mài tiáo tiáo duān zhí cháng　　gān jīng mù wàng tǔ yìng shāng
弦脉迢迢端直长，肝经木旺土应伤，
nù qì mǎnxiōngcháng yù jiào　　yì méngtóng zǐ lèi lín làng
怒气满胸常欲叫，翳蒙瞳子泪淋浪。

xiàng lèi shī
相 类 诗

xián lái duān zhí sì sī xián　　jǐn zé rú shéng zuǒ yòu tán
弦来端直似丝弦，紧则如绳左右弹，
jǐn yán qí lì xián yán xiàng　　láo mài xiáncháng chén fú jiān
紧言其力弦言象，牢脉弦长 沉伏间。

zhǔ bìng shī
主 病 诗

xián yìng dōngfāng gān dǎn jīng　　yǐn tán hán rè nüè chánshēn
弦应东方肝胆经，饮痰寒热疟缠身，
fú chén chí shuò xū fēn bié　　dà xiǎo dān shuāng yǒu zhòngqīng
浮沉迟数须分别，大小单双 有重轻。

分部诗

寸弦头痛膈多痰，寒热癥瘕查左关，
关右胃寒心腹痛，尺中阴疝脚拘挛。

革脉

革脉，弦而芤（ 仲景），如按鼓皮（丹溪）。

体状诗

革脉形如按鼓皮，芤弦 相合脉寒虚，
女人半产并 崩漏，男子营虚或梦遗。

相类诗

见芤、牢脉。

牢脉

牢脉，似沉似伏，实大而长，微弦（《脉经》）。

体状相类诗

弦长实大脉牢坚，牢位常居沉伏间。

革脉芤弦自浮起，革虚牢实要详看。

主病诗

寒则牢坚里有余，腹心寒痛木乘脾，

疝㿗癥瘕何愁也，失血阴虚却忌之。

濡脉

濡脉，极软而浮细，如帛在水中，轻手相得，按之无有（《脉经》），如水上浮沤。

体状诗

濡形浮细按须轻，水面浮绵力不禁，

病后产中犹有药，平人若见是无根。

相类诗

浮而柔细知为濡，沉细而柔作弱持，

微则浮微如欲绝，细来沉细近于微。

主病诗

濡为亡血阴虚病，髓海丹田暗已亏，
汗雨夜来蒸入骨，血山崩倒湿侵脾。

分部诗

寸濡阳微自汗多，关中其奈气虚何，
尺伤精血虚寒甚，温补真阴可起疴。

弱脉

弱脉，极软而沉细，按之乃得，举手无有（《脉经》）。

体状诗

弱来无力按之柔，柔细而沉不见浮，
阳陷入阴精血弱，白头犹可少年愁。

相类诗

见濡脉。

主病诗

弱脉阴虚阳气衰，恶寒发热骨筋痿，

多惊多汗精神减，益气调营急早医。

分部诗

寸弱阳虚病可知，关为胃弱与脾衰，

欲求阳陷阴虚病，须把神门两部推。

散脉

散脉，大而散，有表无里（《脉经》），涣散不收（崔氏），无统纪，无拘束，至数不齐，或来多去少，或去多来少，涣散不收，如杨花散漫之象（柳氏）。

体状诗

散似杨花散漫飞，去来无定至难齐，

产为生兆胎为堕，久病逢之不必医。

相类诗

散脉无拘散漫然，濡来浮细水中绵，

浮而迟大为虚脉，芤脉中空有两边。

主病诗

左寸怔忡右寸汗，溢饮左关应软散，

右关软散胻胕肿，散居两尺魂应断。

细脉

细脉，小大于微而常有，细直而软，若丝线之应指
（《脉经》）。

体状诗

细来累累细如丝，应指沉沉无绝期，

春夏少年俱不利，秋冬老弱却相宜。

相类诗

见微、濡脉。

主病诗

细脉萦萦血气衰，诸虚劳损七情乖，

若非湿气侵腰肾，即是伤精汗泄来。

分部诗

寸细应知呕吐频，入关腹胀胃虚形，

尺逢定是丹田冷，泄痢遗精号脱阴。

伏脉

伏脉，重按着骨，指下裁动（《脉经》），脉行筋下（《刊误》）。

体状诗

伏脉推筋着骨寻，指间才动隐然深，

伤寒欲汗阳将解，厥逆脐疼证属阴。

相类诗

见沉脉。

主病诗

伏为霍乱吐频频，腹痛多缘宿食停，

蓄饮老痰成积聚，散寒温里莫因循。

分部诗

食郁胸中双寸伏，欲吐不吐常兀兀，

当关腹痛困沉沉，关后疝疼还破腹。

动脉

动乃数脉，见于关上下，无头尾，如豆大，厥厥动摇。

体状诗

动脉摇摇数在关，无头无尾豆形团，

其原本是阴阳搏，虚者摇兮胜者安。

主病诗

动脉专司痛与惊，汗因阳动热因阴，

或为泄痢拘挛病，男子亡精女子崩。

促脉

促脉，来去数，时一止复来（《脉经》），如蹶之趣，徐疾不常（黎氏）。

体 状 诗

促脉数而时一止，此为阳极欲亡阴，

三焦郁火炎炎盛，进必无生退可生。

相 类 诗

见代脉。

主 病 诗

促脉惟将火病医，其因有五细推之，

时时喘咳皆痰积，或发狂斑与毒疽。

结脉

结脉，往来缓，时一止复来（《脉经》）。

体 状 诗

结脉缓而时一止，独阴偏胜欲亡阳，

浮为气滞沉为积，汗下分明在主张。

相类诗

见代脉。

主病诗

结脉皆因气血凝，老痰结滞苦呻吟，
内生积聚外痈肿，疝瘕为殃病属阴。

代脉

代脉，动而中止，不能自还，因而复动（仲景），脉
至还入尺，良久方来（吴氏）。

体状诗

动而中止不能还，复动因而作代看，
病者得之犹可疗，平人却与寿相关。

相类诗

数而时止名为促，缓止须将结脉呼，
止不能回方是代，结生代死自殊途。

主病诗

zhǔ bìng shī

dài mài yuán yīn zāng qì shuāi　　fù tòng xiè lì xià yuán kuī
代脉原因脏气衰，腹痛泄痢下元亏，

huò wéi tù xiè zhōng gōng bìng　　nǚ zǐ huái tāi sān yuè xī
或为吐泻中官病，女子怀胎三月兮。

四言诀

经脉与脉气

mài nǎi xuè mài　　qì xuè zhī xiān
脉乃血脉，气血之先，

xuè zhī suì dào　　qì xī yìng yān
血之隧道，气息应焉。

qí xiàng fǎ dì　　xuè zhī fǔ yě
其象法地，血之府也，

xīn zhī hé yě　　pí zhī bù yě
心之合也，皮之部也。

zī shǐ yú shèn　　zī shēng yú wèi
资始于肾，资生于胃，

yáng zhōng zhī yīn　　běn hū yíng wèi
阳中之阴，本乎营卫，

yíng zhě yīn xuè　　wèi zhě yáng qì
营者阴血，卫者阳气，

yíng xíng mài zhōng　　wèi xíng mài wài
营行脉中，卫行脉外，

mài bù zì xíng　　suí qì ér zhì
脉不自行，随气而至，

qì dòng mài yìng　　yīn yáng zhī yì
气动脉应，阴阳之义。

qì rú tuó yuè　　xuè rú bō lán
气如橐籥，血如波澜，

血脉气息，上下循环。

十二经中，皆有动脉，

惟手太阴，寸口取决，

此经属肺，上系吭嗌，

脉之大会，息之出入。

一呼一吸，四至为息，

日夜一万，三千五百。

一呼一吸，脉行六寸，

日夜八百，十丈为准。

部位与诊法

初持脉时，令仰其掌，

掌后高骨，是谓关上。

关前为阳，关后为阴，

阳寸阴尺，先后推寻。

心肝居左，肺脾居右，

肾与命门，居两尺部。

魂魄谷神，皆见寸口，

左主司官，右主司府。

左大顺男，右大顺女，

本命扶命，男左女右。

关前一分，人命之主，

左为人迎，右为气口。

神门决断，两在关后，

人无二脉，病死不愈。

男女脉同，惟尺则异，

阳弱阴盛，反此病至。

脉有七诊，曰浮中沉，

上下左右，消息求寻。

又有九候，举按轻重，

三部浮沉，各候五动。

寸候胸上，关候膈下，

尺候于脐，下至跟踝。

左脉候左，右脉候右，

病随所在，不病者否。

五脏平脉

浮为心肺，沉为肾肝；

脾胃中州，浮沉之间。

心脉之浮，浮大而散；

肺脉之浮，浮涩而短；

肝脉之沉，沉而弦长；

肾脉之沉，沉实而濡。

脾胃属土，脉宜和缓；

命为相火，左寸同断。

四时脉象

春弦夏洪，秋毛冬石；

四季和缓，是谓平脉。

太过实强，病生于外；

不及虚微，病生于内。

春得秋脉，死在金日；

五脏准此，推之不失。

四时百病，胃气为本；

脉贵有神，不可不审。

辨脉提纲

调停自气，呼吸定息；

四至五至，平和之则。

三至为迟，迟则为冷；

六至为数，数即热证。

转迟转冷，转数转热；

迟数既明，浮沉当别。

浮沉迟数，辨内外因；

外因于天，内因于人。

天有阴阳，风雨晦冥；

人喜怒忧，思悲恐惊。

外因之浮，则为表证；

沉里迟阴，数则阳盛。

内因之浮，虚风所为；

沉气迟冷，数热何疑。

浮数表热，沉数里热；

浮迟表虚，沉迟冷结。

表里阴阳，风气冷热；

辨内外因，脉证参别。

脉理浩繁，总括于四；

既得提纲，引申触类。

诸脉形态

浮脉法天，轻手可得，
泛泛在上，如水漂木。

有力洪大，来盛去悠；
无力虚大，迟而且柔；
虚甚则散，涣漫不收；
有边无中，其名曰芤；
浮小为濡，绵浮水面；
濡甚则微，不任寻按。

沉脉法地，近于筋骨，
深深在下，沉极为伏；
有力为牢，实大弦长；
牢甚则实，愊愊而强；
无力为弱，柔小如绵；
弱甚则细，如珠丝然。

迟脉属阴，一息三至，
小驶于迟，缓不及四，
二损一败，病不可治，
两息夺精，脉已无气。

浮大虚散，或见芤革，

浮小濡微，沉小细弱，

迟细为涩，往来极难，

易散一止，止而复还，

结则来缓，止而复来，

代则来缓，止不能回。

数脉属阳，六至一息，

七疾八极，九至为脱。

浮大者洪，沉大牢实；

往来流利，是谓之滑；

有力为紧，弹如转索；

数见寸口，有止为促；

数见关中，动脉可候，

厥厥动摇，状如小豆。

长则气治，过于本位，

长而端直，弦脉应指。

短则气病，不能满部，

不见于关，惟尺寸候。

诸脉主病

yī mài yī xíng　　gè yǒu zhǔ bìng
一脉一形，各有主病，

shuò mài xiāng jiān　　zé jiàn zhū zhèng
数脉相兼，则见诸证。

fú mài zhǔ biǎo　　lǐ bì bù zú
浮脉主表，里必不足，

yǒu lì fēng rè　　wú lì xuè ruò
有力风热，无力血弱。

fú chí fēng xū　　fú shuò fēng rè
浮迟风虚，浮数风热，

fú jǐn fēng hán　　fú huǎn fēng shī
浮紧风寒，浮缓风湿，

fú xū shāng shǔ　　fú kōu shī xuè
浮虚伤暑，浮芤失血，

fú hóng xū huǒ　　fú wēi láo jí
浮洪虚火，浮微劳极，

fú rú yīn xū　　fú sǎn xū jù
浮濡阴虚，浮散虚剧，

fú xián tán yǐn　　fú huá tán rè
浮弦痰饮，浮滑痰热。

chén mài zhǔ lǐ　　zhǔ hán zhǔ jī
沉脉主里，主寒主积，

yǒu lì tán shí　　wú lì qì yù
有力痰食，无力气郁，

chén chí xū hán　　chén shuò rè fú
沉迟虚寒，沉数热伏，

chén jǐn lěng tòng　　chén huǎn shuǐ xù
沉紧冷痛，沉缓水蓄，

chén láo gù lěng　　chén shí rè jí
沉牢痼冷，沉实热极，

chén ruò yīn xū　　chén xì bì shī
沉弱阴虚，沉细痹湿，

chén xián yǐn tòng　　chén huá sù shí
沉弦饮痛，沉滑宿食，

chén fú tù lì　　yīn dú jù jī
沉伏吐利，阴毒聚积。

迟脉主脏，阳气伏潜，

有力为痛，无力虚寒。

数脉主腑，主吐主狂，

有力为热，无力为疮。

滑脉主痰，或伤于食，

下为蓄血，上为吐逆。

涩脉少血，或中寒湿，

反胃结肠，自汗厥逆。

弦脉主饮，病属胆肝，

弦数多热，弦迟多寒，

浮弦支饮，沉弦悬痛，

阳弦头痛，阴弦腹痛。

紧脉主寒，又主诸痛，

浮紧表寒，沉紧里痛。

长脉气平，短脉气病，

细则气少，大则病进，

浮长风痫，沉短宿食，

血虚脉虚，气实脉实。

洪脉为热，其阴则虚。

细脉为湿，其血则虚。

缓大者风，缓细者湿，

缓涩血少，缓滑内热。

濡小阴虚，弱小阳竭，

阳竭恶寒，阴虚发热。

阳微恶寒，阴微发热，

男微虚损，女微泻血。

阳动汗出，阴动发热，

为痛与惊，崩中失血。

虚寒相搏，其名为革，

男子失精，女子失血。

阳盛则促，肺痈阳毒，

阳盛则结，疝瘕积郁。

代则气衰，或泄脓血，

伤寒心悸，女胎三月。

杂病脉象

脉之主病，有宜不宜，

阴阳顺逆，凶吉可推。

中风浮缓，急实则忌，

浮滑中痰，沉迟中气。

尸厥沉滑，卒不知人，

入脏身冷，入腑身温。

风伤于卫，浮缓有汗；

寒伤于营，浮紧无汗；

暑伤于气，脉虚身热；

湿伤于血，脉缓细涩。

伤寒热病，脉喜浮洪，

沉微涩小，证反必凶。

汗后脉静，身凉则安，

汗后脉躁，热甚必难。

阳病见阴，病必危殆，

阴病见阳，虽困无害。

上不至关，阴气已绝。

下不至关，阳气已竭。

代脉止歇，脏绝倾危。

散脉无根，形损难医，

饮食内伤，气口急滑。

劳倦年伤，脾脉大弱。

欲知是气，下手脉沉，

沉极则伏，涩弱久深。

火郁多沉，滑痰紧食，

气涩血芤，数火细湿。

滑主多痰，弦主留饮。

热则滑数，寒则弦紧。

浮滑兼风，沉滑兼气，

食伤短疾，湿留濡细。

疟脉自弦，弦数者热，

弦迟者寒，代散者折。

泄泻下痢，沉小滑弱；

实大浮洪，发热则恶。

呕吐反胃，浮滑者昌，

弦数紧涩，结肠者亡。

霍乱之候，脉代勿讶；

厥逆迟微，是则可怕。

咳嗽多浮，聚肺关胃。

沉紧小危，浮濡易治。

喘急息肩，浮滑者顺；

沉涩肢寒，散脉逆证。

病热有火，洪数可医，

沉微无火，无根者危。

骨蒸发热，脉数而虚，

热而涩小，必殒其躯。

劳极诸虚，浮软微弱，

土败双弦，火炎急数。

诸病失血，脉必见芤，

缓小可喜，数大可忧。

瘀血内蓄，却宜牢大，

沉小涩微，反成其害。

遗精白浊，微涩而弱，

火盛阴虚，芤濡洪数。

三消之脉，浮大者生；

细小微涩，形脱可惊。

小便淋闭，鼻头色黄，

涩小无血，数大何妨。

大便燥结，须分气血，

阳数而实，阴迟而迟。

癫乃重阴，狂乃重阳，

浮洪吉兆，沉急凶殃，

痫脉宜虚，实急者恶，

浮阳沉阴，滑痰数热。

喉痹之脉，数热迟寒。

缠喉走马，微伏则难。

诸风眩晕，有火有痰，

左涩死血，右大虚看。

头痛多弦，浮风紧寒，

热洪湿细，缓滑厥痰。

气虚弦软，血虚微涩，

肾厥弦坚，真痛短涩。

心腹之痛，其类有九，

细迟从吉，浮大延久。

疝气弦急，积聚在里。

牢急者生，弱急者死，

腰痛之脉，多沉而弦，

兼浮者风，兼紧者寒，

弦滑痰饮，濡细肾着，

大乃肾虚，沉实闪胁。

脚气有四，迟寒数热，

浮滑者风，濡细者湿。

痿病肺虚，脉多微缓，

或涩或紧，或细或濡。

风寒湿气，合而为痹，

浮涩而紧，三脉乃备。

五疸实热，脉必洪数；

涩微属虚，切忌发渴。

脉得诸沉，责其有水；

浮气与风，沉石或里，

沉数为阳，沉迟为阴；

浮大出厄，虚小可惊。

胀满脉弦，土制于木；

湿热数洪，阴寒迟弱；

浮为虚满，紧则中实；

浮大可治，虚小危极。

五脏为积，六腑为聚，

实强者生，沉细者死。

中恶腹胀，紧细者生，

脉若浮大，邪气已深。

痈疽浮散，恶寒发热，

若有痛处，痈疽所发。

脉数发热，而痛者阳。

不数不热，不疼阴疮。

未溃痈疽，不怕洪大，

已溃痈疽，洪大可怕。

肺痈已成，寸数而实。

肺痿之形，数而无力。

肺痈色白，脉宜短涩，

不宜浮大，唾糊呕血。

肠痈实热，滑数可知，

数而不热，关脉芤虚；

微涩而紧，未脓当下，

紧数脓成，切不可下。

妇儿脉法

妇人之脉，以血为本，

血旺易胎，气旺难孕。

少阴动甚，谓之有子，

尺脉滑利，妊娠可喜。

滑疾不散，胎必三月，

但疾不散，五月可别。

左疾为男，右疾为女。

女腹如箕，男腹如釜。

欲产之脉，其至离经，

水下乃产，未下勿惊。

新产之脉，缓滑为吉，

实大弦牢，有证则逆。

小儿之脉，七至为平，

更察色证，与虎口纹。

奇经八脉诊法

奇经八脉，其诊又别。

直上直下，浮则为督，

牢则为冲，紧则任脉。

寸左右弹，阳跷可决；

尺左右弹，阴跷可别。

关左右弹，带脉当决。

尺外斜上，至寸阴维；

尺内斜上，至寸阳维。

督脉为病，脊强癫痫；

任脉为病，七疝瘕坚；

冲脉为病，逆气里急；

带主带下，脐痛精失；

阳维寒热，目眩僵仆；

阴维心痛，胸胁刺筑；

阳跷为病，阳缓阴急；

阴跷为病，阴缓阳急。

癫痫瘛疭，寒热恍惚，

八脉脉证，各有所属。

平人无脉

píng rén wú mài　yí yú wài luò
平人无脉，移于外络，

xiōng wèi dì chéng　yáng xī liè quē
兄位弟乘，阳溪列缺。

真脏绝脉

bìng mài jì míng　jǐ xiōng dāng bié
病脉既明，吉凶当别。

jīng mài zhī wài　yòu yǒu zhēn mài
经脉之外，又有真脉。

gān jué zhī mài　xún dāo zé zé
肝绝之脉，循刀责责。

xīn jué zhī mài　zhuǎn dòu zào jí
心绝之脉，转豆躁疾。

pí zé què zhuó　rú wū zhī lòu
脾则雀啄，如屋之漏。

rú shuǐ zhī liú　rú bēi zhī fù
如水之流，如杯之覆。

fèi jué rú máo　wú gēn xiāo suǒ
肺绝如毛，无根萧索，

má zi dòng yáo　fú bō zhī hé
麻子动摇，浮波之合。

shèn mài jiāng jué　zhì rú xǐng kè
肾脉将绝，至如省客。

lái rú tán shí　qù rú jiě suǒ
来如弹石，去如解索。

mìng mài jiāng jué　xiā yóu yú xiáng
命脉将绝，虾游鱼翔。

zhì rú yǒng quán　jué zài páng guāng
至如涌泉，绝在膀胱。

zhēn mài jì xíng　wèi yǐ wú qì
真脉既形，胃已无气。

cān chá sè zhèng　duàn zhī yǐ yì
参察色证，断之以臆。